医海拾贝

主编　熊磊

编委　王纳　张粲
王慧峰　李小宣
孙兆杰　杨航
李兴龙

U0334965

中国中医药出版社
·北京·

图书在版编目（CIP）数据

医海拾贝 / 熊磊主编 . —北京：中国中医药出版社，2020.7

ISBN 978 – 7 – 5132 – 6218 – 7

Ⅰ . ①医…　Ⅱ . ①熊…　Ⅲ . ①中医典籍—汇编　Ⅳ . ① R2–5

中国版本图书馆 CIP 数据核字（2020）第 077355 号

中国中医药出版社出版

北京经济技术开发区科创十三街 31 号院二区 8 号楼

邮政编码　100176

传真　010-64405750

廊坊市祥丰印刷有限公司印刷

各地新华书店经销

开本 880×1230　1/32　印张 11.25　字数 231 千字

2020 年 7 月第 1 版　2020 年 7 月第 1 次印刷

书号　ISBN 978 – 7 – 5132 – 6218 – 7

定价　48.00 元

网址　www.cptcm.com

社 长 热 线　010-64405720

购 书 热 线　010-89535836

维 权 打 假　010-64405753

微信服务号　zgzyycbs

微商城网址　https://kdt.im/LIdUGr

官 方 微 博　http://e.weibo.com/cptcm

天猫旗舰店网址　https://zgzyycbs.tmall.com

如有印装质量问题请与本社出版部联系（010-64405510）

前　言

2013年4月23日，云南中医药大学（以下简称"云中医"）拉开了"读经典、学经典、用经典"活动的序幕，迄今已成为一项受众面最广、参与人数最多的品牌活动。7年来，读经典已经成为读书人的本分、教书人的日常。有道是：翰墨巍巍，书海泱泱，可览往圣之阔论，探当世之新学；上池濇濇，书声琅琅，可明纷繁之心绪，静浮世之波澜。

腹有诗书气自华，读书可以美容，读书足以怡情，足以博采，足以长才。身在中医，读什么书，怎样读书呢？

读什么，当然是读经典了！莫道古籍无今用，须向旧卷索新知，纵观中医学术发展的历程，无论是金元时期的流派纷呈，还是明清之际温病学的灿然登场，这些中医学史上的伟大创新，皆是在传承经典的基础上发展起来的，体现出守正与创新的辩证联系。中医典籍汗牛充栋，浩如烟海。所谓经典，一是要经得起时间的考验，二是要具有很强的示范性和指导性。由此看来，除四大经典外，后世的名家著作又何尝没有经典？由此，本书撷取了这些经典中的精华。

怎么读？读书百遍，其义自见。岳美中先生曾说："对《金匮要略》《伤寒论》，如能做到不假思索，张口就来，到临床应用时就成了有源头的活水，不但能够触机即发，左右逢源，还会熟能生巧，别有会心。"刘渡舟先生说："对中医学的原文和汤头、药性及歌诀，既要明其义，又要背其文。不背一点书，是没有功夫可言的。"既然要背诵，就要有主次、有先后、有难易之分。有的主张要从源到流，由难到易，如清代陆九芝提出："学医从《伤寒论》入手，始而难，既而易；从后世分类书入手，初若易，继则大难矣。"蒲辅周先生也认为："《内经》《难经》是中医理论的基础，如果没有好的基础理论，就谈不上学好临床。如果仅读点汤头、药性去治病，那是无根之木。"有的主张由易到难、由浅入深，如岳美中先生、姜春华先生的学医经历，都是从《药性赋》《汤头歌诀》开始的。由此可见，从源到流、从流到源的学习方法都是可取的，因人而异。

本书分为"基础篇"和"经典篇"。基础篇为历代经典中有关中医基础理论、中医诊断、中药、方剂、针灸、内外妇儿各科的歌诀诗赋，经典篇则收录了《黄帝内经》《神农本草经》《伤寒论》《金匮要略》等经典著作的原文。这些歌赋和条文经过编写者精选版本、用心校对，并在云中医学子的晨读活动中进行了长期推广。为便于学习，加入了导读部分，读者可以根据自己的需求，选择其中的部分进行背诵。

一提到背诵，可能很多同学就心里打鼓、头皮发麻，其实背古籍是一件非常有趣的事。我们很多人都喜欢诵读诗词歌赋，常常在诵读一篇优美的诗歌后感觉心旷神怡，这不仅源于内容，还在于古文的平仄韵律与人体气息所产生的共鸣。中医古籍和歌诀中同样也存在着平仄韵律，"伤寒论序""大医精诚""上古天真论"等等如是，只要大声朗读，用心感触原文的韵律，就能告别背书的枯燥，体会到诵读的乐趣。其次，要专注于读，不要强求记。背诵是一种水磨功夫，需要潜移默化，绵绵用力，自然水到渠成，出口成章。

熟读王叔和，不如临证多，叶天士从师十七人，徐灵胎读书破万卷。"读经典，做临床，拜名师"是成为名医的必由之路，千里之行，始于足下，愿以此书为引，开启读者登堂入室之门。

由于编者学识所限，难免挂一漏万，敬请读者不吝赐教，以修正之。

熊磊

2020 年 1 月 18 日

前
言

医
海
拾
贝

目 录

绪 篇

第一篇 基础篇

第二篇　经典篇

绪

篇

一、大医精诚

张湛曰：夫经方之难精，由来尚矣。今病有内同而外异，亦有内异而外同，故五脏六腑之盈虚，血脉荣卫之通塞，固非耳目之所察，必先诊候以审之。而寸口关尺有浮沉弦紧之乱，腧穴流注有高下浅深之差，肌肤筋骨有厚薄刚柔之异，唯用心精微者，始可与言于兹矣。今以至精至微之事，求之于至粗至浅之思，其不殆哉！若盈而益之，虚而损之，通而彻之，塞而壅之，寒而冷之，热而温之，是重加其疾。而望其生，吾见其死矣。故医方卜筮，艺能之难精者也。既非神授，何以得其幽微？世有愚者，读方三年，便谓天下无病可治，及治病三年，乃知天下无方可用。故学者必须博极医源，精勤不倦，不得道听途说，而言医道已了，深自误哉。

凡大医治病，必当安神定志，无欲无求，先发大慈恻隐之心，誓愿普救含灵之苦。若有疾厄来求救者，不得问其贵贱贫富，长幼妍媸，怨亲善友，华夷愚智，普同一等，皆如至亲之想。亦不得瞻前顾后，自虑吉凶，护惜身命。见彼苦恼，若己有之，深心凄怆。勿避险巇，昼夜寒暑，饥渴疲劳，一心赴救，无作功夫行迹之心。如此可为苍生大医，反此则是含灵巨贼。自古名贤治病，多用生命以济危急，虽曰贱畜贵人，至于爱命，人畜一也，损彼益己，物情同患，况于人乎？夫杀生求生，去生更远。吾今此方，所以不用生命为药者，良由此也。其虻虫、水蛭之属，市有先死者，则市而用之，不在此例。只如鸡卵一物，以其混沌未分，必有大段要急之处，不得已隐忍而用之。能不用者，斯为大哲亦所不及也。其有患疮痍下痢，臭秽不可瞻视，人所恶见者，但发惭愧、凄怜、忧恤之意，不得起一念蒂芥之心，是吾之志也。

夫大医之体，欲得澄神内视，望之俨然，宽裕汪汪，不皎不昧。省病诊疾，至意深心。详察形候，纤毫勿失。处判针药，无得参差。虽曰病宜速救，要须临事不惑。唯当审谛覃思，不得于性命之上，率尔自逞俊快，邀射名誉，甚不仁矣。又到病家，纵绮罗满目，勿左右顾眄；丝竹凑耳，无得似有所娱；珍馐迭荐，食如无味；醽醁兼陈，看有若无。所以尔者，夫一人向隅，满堂不乐，而况病人苦楚，不离斯须，而医者安然欢娱，傲然自得，兹乃人神之所共耻，至人之所不为，斯盖医之本意也。

夫为医之法，不得多语调笑，谈谑喧哗，道说是非，议论人物，炫耀声名，訾毁诸医，自矜己德。偶然治瘥一病，则昂头戴面，而有自许之貌，谓天下无双，此医人之膏肓也。老君曰：人行阳德，人自报之；人行阴德，鬼神报之。人行阳恶，人自报之；人行阴恶，鬼神害之。寻此二途，阴阳报施岂诬也哉。所以医人不得恃己所长，专心经略财物，但作救苦之心，于冥运道中，自感多福者耳。又不得以彼富贵，处以珍贵之药，令彼难求，自炫功能，谅非忠恕之道。志存救济，故亦曲碎论之，学者不可耻言之鄙俚也。

《备急千金要方》

二、云南中医药大学介绍

云南中医药大学（简称云中医），医源深湛，以道传人；精诚和合，以德育人。上下六十载，六万余莘莘学子继先贤高训，抱悬壶雅志，求道岐黄；前后半个多世纪，数百位名师名家秉大医精诚，怀教化挚情，倾囊相授。更有四大名医吴佩衡、戴丽三、姚贞白、康诚之发医门之奥旨，示后学以仪范。

云南中医药大学，秦砖汉瓦，天圆地方，翰墨巍巍，书海泱泱，可览往圣之阔论，探当世之新学；医鉴深深，杏林葱葱，可辨本草之性味，筑医门之岸堤；上池澹澹，风物琅琅，可明纷繁之心绪，静浮世之波澜；紫竹青青，学子芸芸，可系健康之所在，性命之相托。

三、云南中医药大学校名石刻

巍巍三迤，菁华流光。二十六族，谐睦同昌。本草奇珍，蔚然高岗。

道久经深，袤比汪洋。妙手齐襄，济世活人。医林竞秀，凤隐龙藏。

赫赫云中医，饮誉南疆。褴褛筚路，栉风沐雨。庚子校立，平政肇始。

白塔立基，关上续业。雨花绽放，弦歌不辍。鸿学卓立，鹏志可张。

宗师佩衡，戴姚康公。经纬阴阳，高山仰止。翘楚荟萃，问道岐黄。

名宿云集，精诚传训。倾囊相授，作育英才。青蓝相承，普惠桑梓。

崇德和合，博学敦行。大道斯为，如是滥觞。翰墨幽馨，杏林芬芳。

上池澄澈，橘井泉香。兰堂擎玉，瑶函高藏。博极医源，躬耕未央。

欣逢盛世，国运昌隆。国医中兴，薪火相传。滇南医学，渊远流长。

三才藏备，浩荡通畅。申博更大，夙愿得偿。群贤鼎助，众望所归。

大医精诚，修行远兮。立德树人，功在千秋。勠力同心，砥砺前行。

一流云中医，壮志恒长。戊戌岁成，紫气东来。勒石以铭，此迹遐彰。

云南中医药大学 立

公元二〇一九年元月十九日

四、2017 年云南中医药大学毕业寄语

风雨同舟，荣光共享

半夏已至，学子将行。此去天高海阔，水长风清。你们会体味生活的酸苦甘辛咸，感悟人间的寒热温凉，经历事业的升降浮沉。

望以鸿鹄远志，为天地立心；以厚朴仁义，为生民立命；以百会之悟，继往圣绝学。博极医源，精勤不倦；法于阴阳，和于术数；扶正培元，立德修身。承岐黄，植杏林，掘橘井，扬云中医。顺之逆之，翰墨抒怀；喜之忧之，茂堂阔论。翘望母校，更名成、申博成、甲子庆，当归熟地，共证荣光。

祈愿各位青云直上，前程锦绣。身体千年健，事业月月红，人生路路通！

五、2018 年云南中医药大学毕业寄语

戊戌喜双庆，茂夏恋别离

辛夷绽放，桃李将离。此去经年，一路艰辛；常山易攀，滑石难行；天有风暑湿燥寒，地有东南中西北，人有怒喜思悲恐。谨记智者无惑，仁者无忧，勇者无惧，万事细心。

戊戌云中医，喜悦连连。更名成，申博就，数辈接力，终成正果。望菁菁学子，不驰于空想，不骛于虚声，承岐黄之仁术，传大医之精诚，弘滇南之医药，济苍生之健康，成杏林之翘楚。诸位或居庙堂之高，或处江湖之远，皆是兰茂后学、云中医至宝。盼与母校风雨同行，荣光共鉴。待甲子庆，新历起，君子当归熟地，再忆彼时少年，共叙今朝风流。

六、2019 年云南中医药大学毕业寄语

年华正好，未来可期

半夏已至，桃李盈枝；紫薇满园，骊歌四起。学子将别，

稚羽逐浪。层云万里，师心犹寄。临别殷语，伴君远行。

医门有道，非仁爱不可传。岐黄有术，非勤谨不可明。望承翰墨高训，扬云中医美誉。探青囊妙法，弘滇南医药。崇德至善，博学至精，和合致远，敦行致道。志存高远，许身报国，览寰宇之大，以宽气海。图强自新，不屈不挠，收天下之春，复兴百会。

今日云中医，又启新航。初心不移，步履铿锵。盼与母校勠力同心，共赴使命。待甲子庆，新历起，君子当归熟地，再忆青春之我，共话奋斗人生！

年华正好，未来可期。祝愿各位风雨无阻，前程似锦！

七、2020 年毕业寄语

山河未远，再见可期

花橘绽放，家国重启。学子有成，将逐天宇。天涯若邻，共此佳期。稚鹏展羽，我心挂牵。今有箴言，赠之勉之。

庚子初年，世事非凡。新冠疫情，席卷华夏。举国同心，全民抗击。"疫"不容辞，战疫有我。医护驰援，无畏逆行。师生协力，守土尽责。合三因，研新疾，立正法，献良方，共挽狂澜，功不可没。中医力量，全球可见。

今之中医，天时地利。望学子百会仁善，笃学益智。传承精华，守正创新。立鸿鹄远志，存浩然正气。览医门精要，行大医之道。诸事细辛，躬身自省。志如松节，德术同馨。

山河未远，再见可期。待阳和风平，四海舒郁，八方学子当归熟地，再叙桃李深情，共鉴甲子庆典，同襄盛大未来!

祝愿诸君路路通达,千里光明。苁蓉合欢,岁月长宁!

(注:此寄语中百会、光明为穴位名,又含益智仁、远志、细辛、松节、当归、熟地、千里光、路路通、苁蓉、合欢等中药名,并含阳和汤、四海舒郁丸等方剂名。)

八、医道人生

少年安知常少年,曾经沧海变桑田,从幼稚到成熟,从学长到校长,学中医、用中医、教中医、扬中医、爱中医。是中医教我做人:医乃仁术,仁者爱人;是中医教我做学问:"上知天文、下知地理、中知人事";是中医教我做事:凡大医治病,必当安神定志,无欲无求,先发大慈恻隐之心,誓愿普救含灵之苦;是中医助我走上坦途,让我们有缘相会。

大学育人,在于通其智,达其慧。美其性,善其行。大学光阴,寥寥五载。如何经营,发人深省。作为先学,有几点心得,在此与大家分享。

1. 研磨专业,笃定前行。当今时代,推陈致新。知识领跑,乃大势所趋。学习,是终身的主题。人命至重,贵于千金,为医者,须博极医源,精勤不倦。书山有路,学海无涯,医门有道,非静修不可求,非勤学不可明。既已选择,便要笃定前行,风雨不弃。

2. 立身惟正,明德惟馨。夫医者,非仁爱之士不可托也;非聪明理达不可任也;非廉洁淳良不可信也。世事繁杂,是非难辨,需精神内守,养浩然正气,避虚邪贼风,修馨香美德。不为积习所弊,不为时尚所惑。法于阴阳,和于术数,德全者不危也。

3.志存高远，有容乃大。自古英雄出少年。诸位正值锦绣韶华，当立鸿鹄之志，布人生大局。一广见闻，二拓心胸，三阔视野，兼收并蓄，细大不捐，方能明慧通达、成器成才。

中医是那么好用，又那么好玩。作为师长，希望你们学会太极拳、八段锦、易筋经，可以强己；学会推拿、刮痧、拔火罐，可以疗亲。希望你们读经典、学经典、用经典，加入"知了"，发出中医好声音。希望你们发皇古义，融会新知；博览群书，博采众长；苦练本领，学以致用。不求你修习立起沉疴之妙手，但求你永葆济世行善之仁心。不求你获得出将入相之际遇，但求你拥有平安静好之人生。

我坚信：天下无不治之症，只有难觅之方。只要地球上还有人类，好医生的门前永远不会寂寞。

熊磊

第一篇

基础篇

一、中医概述

《医学三字经·医学源流第一》

【导读】

《医学三字经》是清代医家陈修园所著医学启蒙之作，以《内经》与仲景之书为根本，言简意赅，通俗而不离经旨。由此入门习医，可以不入歧途。此书不仅初学必读，而且是诊家必备，时时研习，常有心得。全书以三言歌诀写成，附以注释。卷一、二为医学源流及内、妇、儿常见病的症状、诊断和治疗；卷三、四记述临床常用诸方，分析其疗效及方剂配伍；此外，并附录脏腑图说及四诊运用。全书通俗易懂，便于记忆，为医学门径书中流传较广的一种。本节选自卷一医学源流。

【原文】

医之始，本岐黄，灵枢作，素问详。难经出，更洋洋。越汉季，有南阳。六经辨，圣道彰。伤寒著，金匮藏。垂方法，立津梁。李唐后，有千金。外台继，重医林。后作者，渐浸淫。红紫色，郑卫音。迨东垣，重脾胃。温燥行，升清气。虽未醇，亦足贵。若河间，专主火。遵之经，断自我。一二方，奇而妥。丹溪出，罕与俦。阴宜补，阳勿浮。杂病法，四字求。若子和，主攻破。中病良，勿太过。

四大家，声名噪。必读书，错名号。明以后，须酌量。详而备，王肯堂。薛氏按，说骑墙。士材说，守其常。景岳出，着新方。石顽续，温补乡。献可论，合二张。诊脉法，濒湖昂。数子者，各一长。揆诸古，亦荒唐。长沙室，尚彷徨。惟韵伯，能宪章。徐尤著，本喻昌。大作者，推钱唐。取法上，得慈航。

二、藏象

1.《脉诀刊误·五脏歌》

【导读】

《脉诀刊误·五脏歌》又名《脉诀刊误集解》，二卷，元代戴起宗撰。戴氏认为当时流传颇广的高阳生《脉诀》，内容虽较通俗，又是歌诀，但其中不免语意不明，立意偏异，并存在不少错误。遂以《内经》《难经》及张仲景、华佗、王叔和等历代医家的有关论述，对《脉诀》原文考核辨妄，详为订正，观点颇多可取。

【原文】

肝脏歌

肝脏应春阳，连枝胆共房。色青形象木，位列在东方。
含血荣于目，牵筋爪运将。逆时生恚怒，顺候脉弦长。
泣下为之液，声呼是本乡。味酸宜所纳，麻谷应随粮。
实梦山林树，虚看细草芒。积日肥气得，杯覆胁隅旁。
翠羽身将吉，颜同枯草殃。四斤余四两，七叶两分行。

心脏歌

心藏身之精，小肠为弟兄。象离随夏旺，属火向南生。
任物无纤巨，多谋最有灵。内行于血海，外应舌将荣。
七孔多聪慧，三毛上智英。反时忧不解，顺候脉洪惊。
液汗通皮润，声言爽气清。伏梁秋得积，如臂在脐萦。
顺视鸡冠色，凶看瘀血凝。诊时须审委，细察在叮咛。
实梦忧惊怪，虚翻烟火明。

脾脏歌

脾脏象中坤，安和对胃门。旺时随四季，自与土为根。
磨谷能消食，荣身性本温。应唇通口气，连肉润肌臀。
形扁方三五，膏凝散半斤。顺时脉缓慢，失则气连吞。
实梦歌欢乐，虚争饮食分。湿多成五泄，肠响若雷奔。
痞气冬为积，皮黄四体昏。

肺脏歌

肺脏最居先，大肠通道宣。兑为八卦地，金属五行牵。
皮与毛相应，魂将魄共连。鼻闻香臭辨，壅塞气相煎。
语过多成嗽，疮浮酒灌穿。猪膏凝者吉，枯骨命难全。
本积息奔患，乘春右胁边。顺时浮涩短，反即大洪弦。
实梦兵戈竞，虚行涉水田。

肾脏歌

肾脏对分之，膀胱共合宜。旺冬行属水，位北定无欺。
两耳通为窍，二阴附在斯。味咸归藿豆，精志自相随。

沉滑当时脉，浮缓厄在脾。色同乌羽吉，形似炭煤危。
冷即多成唾，焦烦水易亏。奔豚脐下积，究竟骨将痿。
实梦腰难解，虚行溺水湄。

2.《医学传心录·病因赋》

【导读】

《医学传心录》原是中医大夫钱乐天生前所得的秘本，原书写于清道光年间，封面上载有"上海刘一仁"五字，从内容看，似是刘一仁所著。1954 年曾由原河北省卫生工作者协会定名《中医捷径》内部出版，作为中医会员的学习材料，1958 年以原名《医学传心录》正式出版。

【原文】

夫百病之生也，各有其因。因有所感，则显其症。症者病之标，因者病之本。

故《内经》曰：知标本者，万举万当。不知标本，是谓妄行。

盖百病皆生于六气，诸症莫逃乎四因。伤寒症传遍六经，必须熟识；瘟疫病感冒四气，务要先明。内伤脾胃者，辨有余与不足；外感热病者，知夏热与春温。卒中风因有四端，治分三中；破伤风原有二种，治别三经。中暑有动静之异，受湿有内外之分。火有七说，痰有十因；气有九论，郁有六名。疟犯暑风，更兼痰食；痢因湿热，及受积停。呕吐者，胃气逆而不下；泄泻者，脾气伤而不平。霍乱脾寒，伤食所致；痞满脾倦，积湿而成。呃逆者，胃气之不顺；咳嗽者，肺气之不清。嗳气皆由于痰火，咽酸尽为乎食停。中满鼓胀者，脾虚不运；噎膈反胃者，气食相凝。喘急有虚有实，痉痓有阴有阳。

五积六聚，总是气凝其痰血；五劳六极，皆是火烁乎天真。吐血出于胃腑，衄血本乎肺经。痰涎血，属于脾脏；咯唾血，属于肾经。牙宣者，阳明之热极；舌衄者，少阴之火生。腹中窄狭，而痰火各别；胸中烦热，而虚实可分。惊悸，痰迷恐惧所致；健忘，血少忧郁而成。癫狂者，分心肝之热极；痫证者，寻痰火之重轻。便浊有赤白之异，汗出有自盗之名。九种心疼，痛在胃脘；七般疝气，病在厥阴。胁痛有两边之别，头风有左右之分。腰痛肾虚而或闪挫，腹痛寒气而或食停。痿证不足与湿热，痹证寒湿与风乘。四种遗精，心肾不能既济；五般黄疸，湿热熏蒸而成。眩晕者无痰不作，消渴者无火不生。

不寐者，痰火旺而血少；多睡者，脾胃倦而神昏。大便秘乃血液燥结，小便闭乃气滞不行。痔疾、肠风湿热所致，发斑、瘾疹风热所成。耳聋者肾虚之故，目疾者肝火之因。齿疼乃胃热虫蛀，喉痹乃火动痰生。鼻塞者肺气之不利，口疮者脾火之游行。女人经水不调皆是气逆，妇人心烦潮热多是郁生。带下沙淋由于湿热，崩漏下血为损任冲。胎孕不安治有二理，产后发热原有七因。兹有七十四种之病，略举其概而赋云。

欲知其备，后论详明。看方犹看律，用药如用兵，机无轻发，学贵专精。

3.《仁斋直指方论·病机赋》

【导读】

《仁斋直指方论》是南宋福建名医杨士瀛的代表作。这

第一篇 基础篇

医海拾贝

是一部以介绍内科杂病证治为重点的临床综合性医书，作者据证释方，摘取诸家效方，参以家传经验，区别不同的病证，对证施方，在治疗上给读者以规矩绳墨。书名"直指"，取"明白易晓，之谓直；发踪以示，之为指"，故名《仁斋直指方论》。

【原文】

窃谓医虽小道，乃寄死生，最要变通，不宜固执，明药、脉、病、治之理，悉望、闻、问、切之情。药推寒热温凉平和之气，辛甘淡苦酸咸之味，升降浮沉之性，宣通泻补之能；脉究浮沉迟数滑涩之形，表里寒热实虚之应，阿阿嫩柳之和，弦钩毛石之顺。药用君臣佐使，脉分老幼瘦肥。药乃天地之精，药宜切病；脉者气血之表，脉贵有神。病有外感内伤、风寒、暑湿、燥火之机，治用宣通、泻补、滑涩、温燥、重轻之剂。外感异乎内伤，寒证不同热证。外感宜泻而内伤宜补，寒证可温而热证可清。补泻得宜，须史病愈；温清失度，顷刻人亡。外感风寒，宜分经而解散；内伤饮食，可调胃以消溶。胃阳主气，司纳受，阳常有余；脾阴主血，司运化，阴常不足。胃乃六腑之本，脾为五脏之源。胃气弱则百病生，脾阴足而万邪息。调理胃脾为医中之王道，节戒饮食乃却病之良方。病多寒冷郁气，气郁发热；或出七情动火，火动生痰。有因行藏动静以伤暑邪，或者出入雨水而中湿气；亦有饮食失调而生湿热，倘或房劳过度以动相火。制伏相火要滋养其真阴，祛除湿热须燥补其脾胃。外湿宜表散，内湿宜淡渗。阳暑可清热，阴暑可散寒。寻火寻痰分多分少而治，究表究里或汗或下而施。痰因火动，治火为先；火因气生，理气为本。

治火轻者可降，重者从其性而升消；理气微则宜调，甚则究其源而发散。实火可泻，或泻表或泻里；虚火宜补，或补阴而或补阳。暴病之谓火，怪病之谓痰。寒热湿燥风，五痰有异；温清燥润散，五治不同。有因火而生痰，有因痰而生火，或郁久而成病，或病久而成郁。金水木火土，五郁当分；泄折达发夺，五法宜审。郁则生火生痰而成病，病则耗气耗血以致虚。病有微甚，治有逆从。微则逆治，甚则从攻。病有本标，急则治标，缓则治本；法分攻补，虚而用补，实而用攻。少壮新邪专攻则是，老衰久病兼补为规。久病兼补虚而兼解郁，陈症或荡涤而或消溶。积在胃肠可下而愈，块居经络宜消而痊。女人气滞瘀血，宜开血而行气；男子阳多乎阴，可补配阳。……气病血病二者宜分，阳虚阴虚两般勿紊。阳虚气病昼重而夜轻，血病阴虚昼轻而夜重。阳虚生寒，寒件湿，湿生热；阴虚生火，火生燥，燥生风。阳盛阴虎则生火，火逼血而错经妄行；阴盛阳虚则生寒，寒滞气而周身浮肿。阳虚畏外寒，阴虚生内热。补阳补气用甘温之品，滋阴滋血以苦寒之流。调气贵用辛凉，和血必须辛热。阳气为阴血之引导，阴血乃阳气之依归。阳虚补阳，而阴虚滋阴；气病调气，而血病和血。阴阳两虚，惟补其阳，阳生而阴长；气血俱病，只调其气，气行而血随。藏冰发冰以节阳气之燔，滋水养水以制心火之亢。火降水升斯人无病，阴平阳秘我体长春。小儿纯阳而无阴，老者多气而少血。肥人气虚有痰宜豁痰而补气，瘦者血虚有火可泻火以滋阴。膏粱无厌发痈疽，热燥所使；痰薄不堪生肿胀，寒湿而然。北地耸高宜清热而用燥，南方涔下可散湿以温寒……医业十三科，宜精一派，病情千万变，仔细推详。姑撮碎言，以陈管见，后之学人，庶达迷津。

三、中医诊断

1.《医学实在易·十问歌》

【导读】

"十问歌"有多个版本，首见于明代张介宾的《景岳全书·传忠录》，后陈修园所著的《医学实在易》收录了张心在改订的版本，本节即选自于此。"十问歌"言简意赅，可以作为学医者初入临床的问诊参考，但实际中还需要根据患者的具体情况而有所侧重和深入，不能机械套问。

【原文】

十问歌

一问寒热二问汗，三问头身四问便，

五问饮食六问胸，七聋八渴俱当辨，

九问旧病十问因，再兼服药参机变，

妇人尤必问经期，迟速闭崩皆可见，

再添片语告儿科，天花麻疹全占验。

2.《医宗金鉴·四诊心法要诀》

【导读】

《医宗金鉴》为清代太医院吴谦等人编撰的一部大型医学丛书，是清代广为流传的教科书，《四库全书总目》赞其"有图、有说、有歌诀，俾学者既易考求，又便诵习。"本节选自卷三十四"四诊心法要诀"，选取其中有关于望诊、闻诊、问诊等内容的歌诀，其歌诀以四言形式编写，读来琅琅上口，易于熟记背诵，需要注意的是，原书中还有许多有关于歌诀的注解，需要在朗读背诵的基础上认真研读原著，才能领会原著的精神。

【原文】

望以目察，闻以耳占，问以言审，切以指参。
明斯诊道，识病根源，能合色脉，可以万全。
五行五色，青赤黄白，黑复生青，如环常德。
变色大要，生克顺逆。青赤兼化，赤黄合一，
黄白淡黄，黑青深碧，白黑淡黑。白青浅碧，
赤白化红，青黄变绿，黑赤紫成，黑黄黧立。
天有五气，食人入鼻，藏于五脏，上华面颐。
肝青心赤，脾脏色黄，肺白肾黑，五脏之常。
脏色为主，时色为客，春青夏赤，秋白冬黑，
长夏四季，色黄常则。客胜主善，主胜客恶。
色脉相合，青弦赤洪，黄缓白浮，黑沉乃平。
已见其色，不得其脉，得克则死，得生则生。
新病脉夺，其色不夺。久病色夺，其脉不夺。
新病易已，色脉不夺。久病难治，色脉俱夺。
色见皮外，气含皮中，内光外泽，气色相融。
有色无气，不病命倾。有气无色，虽困不凶。
缟裹雄黄，脾状并臻；缟裹红肺，缟裹朱心；
缟裹黑赤，紫艳肾缘；缟裹蓝赤，石青属肝。
青如苍璧，不欲如蓝。赤白裹朱，衃赭死原。
黑重漆炲，白羽枯盐。雄黄罗裹，黄土终难。

舌赤卷短，心官病常。肺鼻白喘，胸满喘张。

肝目眦青，脾病唇黄，耳黑肾病，深浅分彰。

左颊部肝，右颊部肺，额心颏肾，鼻脾部位。

部见本色，深浅病累，若见他色，按法推类。

天庭面首，阙上喉咽，阙中印堂，候肺之原。

山根候心，年寿候肝，两傍候胆，脾胃鼻端。

颊肾腰脐，颧下大肠，颧内小腑，面王子膀。

当颧候肩，颧外候臂，颧外之下，乃候手位。

根傍乳膺，绳上候背，牙车下股，膝胫足位。

庭阙鼻端，高起直平。颧颊蕃蔽，大广丰隆。

骨骼明显，寿享遐龄。骨骼陷弱，易受邪攻。

黄赤风热，青白主寒，青黑为痛，甚则痹挛。

皓白脱血，微黑水寒，萎黄诸虚，颧赤劳缠。

视色之锐，所向部官。内走外易，外走内难。

官部色脉，五病交参。上逆下顺，左右反贴。

沉浊晦暗，内久而重；浮泽明显，外新而轻；

其病不甚，半泽半明；云散易治，抟聚难攻。

黑庭赤颧，出如拇指，病虽小愈，亦必卒死。

唇面黑青，五官黑起，擦残汗粉，白色皆死。

善色不病，于义诚当。恶色不病，必主凶殃。

五官陷弱，庭阙不张。蕃蔽卑小，不病神强。

肝病善怒，面色当青，左有动气，转筋胁疼。

诸风掉眩，疝病耳聋，目视眈眈，如将捕惊。

心赤善喜，舌红口干，脐上动气，心胸痛烦。

健忘惊悸，怔忡不安，实狂昏冒，虚悲凄然。

脾黄善忧，当脐动气，善思食少，倦怠乏力，腹满肠鸣，痛而下利，实则身重，胀满便闭。
肺白善悲，脐右动气，洒淅寒热，咳唾喷嚏，
喘呼气促，肤痛胸痹，虚则气短，不能续息。
肾黑善恐，脐下动气，腹胀肿喘，溲便不利，
腰背少腹，骨痛欠气，心悬如饥，足寒厥逆。
正病正色，为病多顺；病色交错，为病多逆。
母乘子顺，子乘母逆；相克逆凶，相生顺吉。
色生于脏，各命其部。神藏于心，外候在目。
光晦神短，了了神足。单失久病，双失即故。
面目之色，各有相当，交互错见，皆主身亡。
面黄有救，眦红疹疡，眦黄病愈，睛黄发黄。
闭目阴病，开目病阳。朦胧热盛，时瞑衄常。
阳绝戴眼，阴脱目盲，气脱眶陷，睛定神亡。
五色既审，五音当明。声为音本，音以声生，
声之余韵，音遂以名。角徵宫商，并羽五声。
中空有窍，故肺主声。喉为声路，会厌门户。
舌为声机，唇齿扇助。宽隘锐钝，厚薄之故。
舌居中发，喉音正宫，极长下浊，沉厚雄洪。
开口张喁，口音商成，次长下浊，铿锵肃清。
撮口唇音，极短高清，柔细透彻，尖利羽声。
舌点齿音，次短高清，抑扬咏越，微声始通。
角缩舌音，条畅正中，长短高下，清浊和平。
喜心所感，忻散之声。怒心所感，忿厉之声。
哀心所感，悲嘶之声。乐心所感，舒缓之声。
敬心所感，正肃之声。爱心所感，温和之声。
五声之变，变则病生，肝呼而急，心笑而雄，

脾歌以漫，肺哭促声，肾呻低微。色克则凶。
好言者热，懒言者寒。言壮为实，言轻为虚。
言微难复，夺气可知。谵妄无伦，神明已失。
失音声重，内火外寒。疮痛而久，劳哑使然。
哑风不语，虽治命难。讴歌失音，不治亦痤。
声色既详，问亦当知，视其五入，以知起止。
心主五臭，自入为焦，脾香肾腐，肺腥肝臊。
脾主五味，自入为甘，肝酸心苦，肺辛肾咸。
肾主五液，心汗肝泣，自入为唾，脾涎肺涕。
百病之常，昼安朝慧，夕加夜甚，正邪进退。
潮作之时，精神为贵，不衰者实，困弱虚累。
昼剧而热，阳旺于阳。夜剧而寒，阴旺于阴。
昼剧而寒，阴上乘阳。夜剧而热，阳下陷阴。
昼夜寒厥，重阴无阳。昼夜烦热，重阳无阴。
昼寒夜热，阴阳交错，饮食不入，死终难却。
食多气少，火化新痤。食少气多，胃肺两惩。
喜冷有热，喜热有寒，寒热虚实，多少之间。
大便通闭，关乎虚实。无热阴结，无寒阳利。
小便红白，主乎热寒。阴虚红浅，湿热白泔。
望以观色，问以测情。召医至榻，不盼不惊，
或告之痛，并无苦容，色脉皆和，诈病欺蒙。
脉之呻吟，病者常情。摇头而言，护处必疼。
三言三止，言謇为风。咽唾呵欠，皆非病征。
黑色无痛，女疸肾伤，非疸血蓄，衄下后黄。
面微黄黑，纹绕口角，饥瘦之容，询必噎膈。
白不脱血，脉如乱丝，问因恐怖，气下神失，

乍白乍赤，脉浮气怯，羞愧神荡，有此气色。

眉起五色，其病在皮。营变蠕动，血脉可知。

眦目筋病，唇口主肌，耳主骨病，焦枯垢泥。

发上属火，须下属水，皮毛属金，眉横属木，

属土之毫，腋阴脐腹。发直如麻，毛焦死故。

阴络从经，而有常色。阳络无常，随时变色。

寒多则凝，凝则黑青。热多则淖，淖则黄红。

胃之大络，名曰虚里，动左乳下，有过不及。

其动应衣，宗气外泄；促结积聚，不至则死。

脉尺相应，尺寒虚泻，尺热病温，阴虚寒热。

风病尺滑，痹病尺涩，尺大丰盛，尺小亏竭。

肘候腰腹，手股足端，尺外肩背，尺内膺前，

掌中腹中，鱼青胃寒，寒热所在，病生热寒。

诊脐上下，上胃下肠，腹皮寒热，肠胃相当。

胃喜冷饮，肠喜热汤。热无灼灼，寒无沧沧。

胃热口糜，悬心善饥。肠热利热，出黄如糜。

胃寒清厥，腹胀而疼。肠寒尿白，飧泻肠鸣。

3.《濒湖脉学》

【导读】

《濒湖脉学》为明代医家李时珍晚年所著，李时珍晚号濒湖老人，故名。书中分七言歌诀和四言歌诀两部分。七言歌诀论述了27种脉象的形状、主病及鉴别，内容切合临床实际，且易于记忆，便于学习，故流传很广，成为后世医家学医必读之著。四言歌诀是李时珍之父李言闻根据宋代崔嘉彦所撰《脉诀》删补而成。原著中除歌诀以外，还有相应的文

字注释说明，读者在记忆歌诀的基础上，还需要结合原著进行学习。

【原文】

（1）浮脉

体状诗

浮脉惟从肉上行，如循榆荚似毛轻。

三秋得令知无恙，久病逢之却可惊。

相类诗

浮如木在水中浮，浮大中空乃是芤。

拍拍而浮是洪脉，来时虽盛去悠悠。

浮脉轻平似捻葱，虚来迟大豁然空。

浮而柔细方为濡，散似杨花无定踪。

主病诗

浮脉为阳表病居，迟风数热紧寒拘。

浮而有力多风热，无力而浮是血虚。

寸浮头痛眩生风，或有风痰聚在胸。

关上土衰兼木旺，尺中溲便不流通。

（2）沉脉

体状诗

水行润下脉来沉，筋骨之间软滑匀。

女子寸兮男子尺，四时如此号为平。

相类诗

沉帮筋骨自调匀，伏则推筋着骨寻，
沉细如绵真弱脉，弦长实大是牢形。

主病诗

沉潜水蓄阴经病，数热迟寒滑有痰。
无力而沉虚与气，沉而有力积并寒。
寸沉痰郁水停胸，关主中寒痛不通。
尺部浊遗并泄痢，肾虚腰及下元痌。

（3）迟脉

体状诗

迟来一息至惟三，阳不胜阴气血寒。
但把浮沉分表里，消阴须益火之原。

相类诗

脉来三至号为迟，小快于迟作缓持。
迟细而难知是涩，浮而迟大以虚推。

主病诗

迟司脏病或多痰，沉痌癥瘕仔细看。
有力而迟为冷痛，迟而无力定虚寒。
寸迟必是上焦寒，关主中寒痛不堪。
尺是肾虚腰脚重，溲便不禁疝牵丸。

（4）数脉

体状诗

数脉息间常六至，阴微阳盛必狂烦。

浮沉表里分虚实，惟有儿童作吉看。

相类诗

数比平人多一至，紧来如数似弹绳，

数而时止名为促，数见关中动脉形。

主病诗

数脉为阳热可知，只将君相火来医。

实宜凉泻虚温补，肺病秋深却畏之。

寸数咽喉口舌疮，吐红咳嗽肺生疡。

当关胃火并肝火，尺属滋阴降火汤。

（5）滑脉

体状相类诗

滑脉如珠替替然，往来流利却还前。

莫将滑数为同类，数脉惟看至数间。

主病诗

滑脉为阳元气衰，痰生百病食生灾。

上为吐逆下蓄血，女脉调时定有胎。

寸滑膈痰生呕吐，吞酸舌强或咳嗽。

当关宿食肝脾热，渴痢癫淋看尺部。

（6）涩脉

体状诗

细迟短涩往来难，散止依稀应指间。

如雨沾沙容易散，病蚕食叶慢而艰。

相类诗

参伍不调名曰涩，轻刀刮竹短而难。

微似秒芒微软甚，浮沉不别有无间。

主病诗

涩缘血少或伤精，反胃亡阳汗雨淋。

寒湿入营为血痹，女人非孕即无经。

寸涩心虚痛对胸，胃虚胁胀察关中。

尺为精血俱伤候，肠结溲淋或下红。

（7）虚脉

体状相类诗

举之迟大按之松，脉状无涯类谷空。

莫把芤虚为一例，芤来浮大似慈葱。

主病诗

脉虚身热为伤暑，自汗怔忡惊悸多。

发热阴虚须早治，养营益气莫蹉跎。

血不荣心寸口虚，关中腹胀食难舒。

骨蒸痿痹伤精血，却在神门两部居。

（8）实脉

体状诗

浮沉皆得大而长，应指无虚幅幅强。
热蕴三焦成壮火，通肠发汗始安康。

相类诗

实脉浮沉有力强，紧如弹索转无常。
须知牢脉帮筋骨，实大微弦更带长。

主病诗

实脉为阳火郁成，发狂谵语吐频频。
或为阳毒或伤食，大便不通或气疼。
寸实应知面热风，咽疼舌强气填胸。
当关脾热中宫满，尺实腰肠痛不通。

（9）长脉

体状相类诗

过于本位脉名长，弦则非然但满张，
弦脉与长争较远，良工尺度自能量。

主病诗

长脉迢迢大小匀，反常为病似牵绳。
若非阳毒癫痫病，即是阳明热势深。

（10）短脉

体状相类诗

两头缩缩名为短，涩短迟迟细且难。

短涩而浮秋喜见，三春为贼有邪干。

主病诗

短脉惟于尺寸寻，短而滑数酒伤神。

浮为血涩沉为痞，寸主头疼尺腹疼。

（11）洪脉

体状诗

脉来洪盛去还衰，满指滔滔应夏时。

若在春秋冬月分，升阳散火莫狐疑。

相类诗

洪脉来时拍拍然，去衰来盛似波澜。

欲知实脉参差处，举按弦长愊愊坚。

主病诗

脉洪阳盛血应虚，相火炎炎热病居。

胀满胃翻须早治，阴虚泄痢可踌躇。

寸洪心火上焦炎，肺脉洪时金不堪。

肝火胃虚关内察，肾虚阴火尺中看。

（12）微脉

体状相类诗

微脉轻微瞥瞥乎，按之欲绝有如无。
微为阳弱细阴弱。细比于微略较粗。

主病诗

气血微兮脉亦微，恶寒发热汗淋漓。
男为劳极诸虚候，女作崩中带下医。
寸微气促或心惊，关脉微时胀满形。
尺部见之精血弱，恶寒消瘅痛呻吟。

（13）紧脉

体状诗

举如转索切如绳，脉象因之得紧名，
总是寒邪来作寇，内为腹痛外身疼。
相类诗（见弦实）

主病诗

紧为诸痛主于寒，喘咳风痫吐冷痰。
浮紧表寒须发越，紧沉温散自然安。
寸紧人迎气口分，当关心腹痛沉沉。
尺中有紧为阴冷，定是奔豚与疝疼。

（14）缓脉

体状诗

缓脉阿阿四至通，柳梢袅袅飐轻风。

欲从脉里求神气，只在从容和缓中。

相类诗（见迟脉）

主病诗

缓脉营衰卫有余，或风或湿或脾虚。

上为项强下痿痹，分别浮沉大小区。

寸缓风邪项背拘，关为风眩胃家虚。

神门濡泄或风秘，或是蹒跚足力迂。

（15）芤脉

体状诗

芤形浮大软如葱，按之须知内已空。

火犯阳经血上溢，热侵阴络下流红。

相类诗

中空旁实乃为芤，浮大而迟虚脉呼。

芤更带弦名曰革，芤为失血革血虚。

主病诗

寸芤积血在于胸，关里逢芤肠胃痈。

尺部见之多下血，赤淋红痢漏崩中。

（16）弦脉

体状诗

弦脉迢迢端直长，肝经木旺土应伤。

怒气满胸常欲叫，翳蒙瞳子泪淋浪。

相类诗

弦来端直似丝弦，紧则如绳左右弹。

紧言其力弦言象，牢脉弦长沉伏间。

主病诗

弦应东方肝胆经，饮痰寒热疟缠身。

浮沉迟数须分别，大小单双有重轻。

寸弦头痛膈多痰，寒热癥瘕察左关，

关右胃寒心腹痛，尺中阴疝脚拘挛。

（17）革脉

体状主病诗

革脉形如按鼓皮，芤弦相合脉寒虚，

女人半产并崩漏，男子营虚或梦遗。

相类诗（见芤牢）

（18）牢脉

体状相类诗

弦长实大脉牢坚，牢位常居沉伏间，

革脉芤弦自浮起，革虚牢实要详看。

主病诗

寒则牢坚里有余，腹心寒痛木乘脾，

疝癫癥瘕何愁也，失血阴虚却忌之。

（19）濡脉

体状诗

濡形浮细按须轻，水面浮绵力不禁。

病后产中犹有药，平人若见是无根。

相类诗

浮而柔细知为濡，沉细而柔作弱持。

微则浮微如欲绝，细来沉细近于微。

主病诗

濡为亡血阴虚病，髓海丹田暗已亏。

汗雨夜来蒸入骨，血山崩倒湿侵脾。

寸濡阳微自汗多，关中其奈气虚何。

尺伤精血虚寒甚，温补真阴可起疴。

（20）弱脉

体状诗

弱来无力按之柔，柔细而沉不见浮。

阳陷入阴精血弱，白头犹可少年愁。

相类诗（见濡脉）

主病诗

弱脉阴虚阳气衰，恶寒发热骨筋痿。

多惊多汗精神减，益气调营急早医。

寸弱阳虚病可知，关为胃弱与脾衰。

欲求阳陷阴虚病，须把神门两部推。

（21）散脉

体状诗

散似杨花散漫飞，去来无定至难齐。

产为生兆胎为堕，久病逢之不必医。

相类诗

散脉无拘散漫然，濡来浮细水中绵。

浮而迟大为虚脉，芤脉中空有两边。

主病诗

左寸怔忡右寸汗，溢饮左关应软散。

右关软散胻胕肿，散居两尺魂应断。

（22）细脉

体状诗

细来累累细如丝，应指沉沉无绝期。

春夏少年俱不利，秋冬老弱却相宜。

相类诗（见微濡）

主病诗

细脉萦萦血气衰，诸虚劳损七情乖。

若非湿气侵腰肾，即是伤精汗泄来。

寸细应知呕吐频，入关腹胀胃虚形。

尺逢定是丹田冷，泻痢遗精号脱阴。

（23）伏脉

体状诗

伏脉推筋着骨寻，指间裁动隐然深。

伤寒欲汗阳将解，厥逆脐疼证属阴。

相类诗（见沉脉）

主病诗

伏为霍乱吐频频，腹痛多缘宿食停。

蓄饮老痰成积聚，散寒温里莫因循。

食郁胸中双寸伏，欲吐不吐常兀兀。

当关腹痛困沉沉，关后疝疼还破腹。

（24）动脉

体状诗

动脉摇摇数在关，无头无尾豆形团。

其原本是阴阳搏，虚者摇兮胜者安。

主病诗

动脉专司痛与惊，汗因阳动热因阴。

或为泄痢拘挛病，男子亡精女子崩。

（25）促脉

体状诗

促脉数而时一止，此为阳极欲亡阴。

三焦郁火炎炎盛，进必无生退可生。

相类诗（见代脉）

主病诗

促脉惟将火病医，其因有五细推之，

时时喘咳皆痰积，或发狂斑与毒疽。

（26）结脉

体状诗

结脉缓而时一止，独阴偏盛欲亡阳。

浮为气滞沉为积，汗下分明在主张。

相类诗（见代脉）

主病诗

结脉皆因气血凝，老痰结滞苦沉吟。

内生积聚外痈肿，疝瘕为殃病属阴。

（27）代脉

体状诗

动而中止不能还，复动因而作代看。

病者得之犹可疗，平人却与寿相关。

相类诗

数而时止名为促，缓止须将结脉呼。

止不能回方是代，结生代死自殊涂。

主病诗

代脉元因脏气衰，腹疼泻痢下元亏。

或为吐泻中宫病，女子怀胎三月分。

四、中药

1. 中药基础知识歌诀

【导读】

本节选取了有关于中药基础知识的部分歌诀，包括"十八反歌""十九畏歌""六陈歌""引经药歌""妊娠服药禁歌"。自《神农本草经》指出药"有相反者""有相畏者"，后世本草著作就不断有相反、相畏药物的具体记载，传播最广泛的当属"十八反歌"和"十九畏歌"。"十八反歌"最早出现于金代张子和的《儒门事亲》，"十九畏歌"出自明代刘纯的《医经小学》。"六陈"药物，首先出现于宋代的《开宝本草》，金代张从正的《儒门事亲》则记载了有关"六陈"药物的四言歌诀，熊宗立将其收入《珍珠囊补遗药性赋》时改为七言。"引经药歌"出自清代的《医学传心录》。"妊娠服药禁歌"首出明代颜汉的《便产须知》，后熊宗立在收入《珍珠囊补遗药性赋》时略作修改。"炮制药歌"出自熊宗立所撰的

《珍珠囊补遗药性赋》。

【原文】

十八反歌

本草明言十八反，半蒌贝蔹及攻乌，
藻戟遂芫俱战草，诸参辛芍叛藜芦。

十九畏歌

硫黄原是火中精，朴硝一见便相争，
水银莫与砒霜见。狼毒最怕密陀僧，
巴豆性烈最为上，偏与牵牛不顺情，
丁香莫与郁金见。牙硝难合京三棱，
川乌草乌不顺犀。人参最怕五灵脂，
官桂善能调冷气，若逢石脂便相欺，
大凡修合看顺逆，制药配方莫相依。

妊娠服药禁歌

蚖斑水蛭及虻虫，乌头附子配天雄；
野葛水银并巴豆，牛膝薏苡与蜈蚣；
三棱芫花代赭麝，大戟蝉蜕黄雌雄；
牙硝芒硝牡丹桂，槐花牵牛皂角同；
半夏南星及通草，瞿麦干姜桃仁通；
硇砂干漆蟹爪甲，地胆茅根都失中。

六陈歌

枳壳陈皮半夏齐，麻黄狼毒及吴萸，
六般之药宜陈久，入药方知奏效奇。

引经药歌

手足太阳经，藁本羌活行。少阳厥阴地，总用柴胡去。

手足阳明经，白芷升葛根。肺芷升葱用，脾升白芍应。

心经黄连使，肾独加桂灵。分经用此药，愈病即通神。

炮制药歌

芫花本利水，非醋不能通。
绿豆本解毒，带壳不见功。
草果消膨效，连壳反胀胸。
黑丑生利水，远志苗毒逢。
蒲黄生通血，熟补血运通。
地榆医血药，连梢不住红。
陈皮专理气，留白补胃中。
附子救阴证，生用走皮风。
草乌解风痹，生用使人蒙。
人言烧煅用，诸石火烜红。
入醋堪研末，制度必须工。
川芎炒去油，生用痹痛攻。
炮爁常依法，方能夺化工。

知母桑皮天麦门，首乌生熟地黄分，
偏宜竹片铜刀切，铁器临之便不驯。
乌药门冬巴戟天，莲心远志五般全，
并宜剔去心方妙，否则令人烦躁添。
厚朴猪苓与茯苓，桑皮更有外皮生，
四般最忌连皮用，去净方能不耗神。

益智天麻柏子仁，更加草果四般论，

并宜去壳方为效，不去令人心痞增。

何物还须汤泡之？苍术半夏与陈皮。

更宜酒洗亦三味，苁蓉地黄及当归。

2.《医学传心录·治病主药诀》

【导读】

本节选自《医学传心录》，原书写于清道光年间，封面题有"上海刘一仁"。书中多以赋体歌诀的形式记载了诊脉、汤头、本草、证治等各方面的内容，便于诵记，本节主要论述的是临床常见病症的常用主药。

【原文】

治病主药诀

头疼必须用川芎，不愈各加引经药。

太阳羌活少柴胡，阳明白芷还须着，

太阴苍术少细辛，厥阴吴茱用无错。

颠顶之痛人不同，藁本须用去川芎。

肢节之疼用羌活，去风去湿亦其功。

小腹痛用青皮治。心（下）痞黄连枳实从。

腹痛须用白芍药，因寒加桂热黄柏。

腹中窄狭苍术宜，胀膨厚朴姜制法。

腹中实热何所施，大黄芒硝功有力。

虚热虚汗用黄芪，肌肤浮热黄芩宜。

胁下疼痛往来热，日晡潮热柴胡宜。

脾胃受湿身无力，怠惰嗜卧用白术。

下焦湿肿兼火邪，知母防（己）龙（胆草）并酒（黄）柏。

上焦湿热用黄芩，中焦湿热黄连释。

渴用干葛天花粉，半夏燥脾斯时禁。

嗽用五味喘阿胶，枳实黄连治宿食。

胸中烦热栀子仁。水泻芍药（茯）苓白术。

调气必当用木香，若然气盛又非良。

补气必须用人参，肺经有热不相应。

痰涎为病须半夏，热加黄芩风南星，

胸中寒痰多痞塞，白术陈皮两件增。

胃脘痛用草豆蔻，若然夹热（黄）芩（黄）连凑。

眼痛黄连当归根。惊悸恍惚用茯神。

小便黄时用黄柏，涩者泽泻加之灵。

气刺痛时须枳壳，血痛当归上下分。

痢疾当归白芍药。疟疾柴胡为之君。

血滞桃仁与苏木，气滞青皮与枳壳。

枳壳青皮若用多，反泻元气宜改作。

凡用纯寒纯热药，必用甘草缓其力，

寒热相杂亦用之，调和其性无攻击，

惟有中满不食甘，临症还须究端的。

3.《药性赋》

【导读】

本节选自《药性赋》，该书将常用中药按药性分为寒、热、温、平四类，以赋体歌诀的形式记载，言简意赅，朗朗上口，便于诵读记忆。尤其是对药性概括精辟，铭记于心，终生受用，被视为中医初学中药的启蒙书。

【原文】

寒　性

诸药赋性，此类最寒。犀角解乎心热，羚羊清乎肺肝。泽泻利水通淋而补阴不足，海藻散瘿破气而治疝何难。闻之菊花能明目而清头风，射干疗咽闭而消痈毒。薏苡理脚气而除风湿，藕节消瘀血而止吐衄。瓜蒌子下气润肺喘兮，又且宽中；车前子止泻利小便兮，尤能明目。是以黄柏疮用，兜铃嗽医。地骨皮有退热除蒸之效，薄荷叶宜消风清肿之施。宽中下气，枳壳缓而枳实速也；疗肌解表，干葛先而柴胡次之。百部治肺热，咳嗽可止；栀子凉心肾，鼻衄最宜。玄参治结热毒痈，清利咽膈；升麻消风热肿毒，发散疮痍。尝闻腻粉抑肺而敛肛门，金箔镇心而安魂魄。茵陈主黄疸而利水；瞿麦治热淋之有血。朴硝通大肠，破血而止痰癖；石膏治头疼，解肌而消烦渴。前胡除内外之痰实，滑石利六腑之涩结。天门冬止嗽，补血涸而润心肝；麦门冬清心，解烦渴而除肺热。又闻治虚烦、除哕呕，须用竹茹；通秘结、导瘀血，必资大黄。宣黄连治冷热之痢，又厚肠胃而止泻；淫羊藿疗风寒之痹，且补阴虚而助阳。茅根止血与吐衄；石苇通淋于小肠。熟地黄补血，且疗虚损；生地黄宣血，更医眼疮。赤芍药破血而疗腹疼，烦热亦解；白芍药补虚而生新血，退热尤良。若乃消肿满逐水于牵牛，除毒热杀虫于贯众。金铃子治疝气而补精血，萱草根治五淋而消乳肿。侧柏叶治血山崩漏之疾，香附子理血气妇人之用。地肤子利膀胱，可洗皮肤之风；山豆根解热毒，能止咽喉之痛。白鲜皮去风治筋弱，而疗足顽痹；

旋覆花明目治头风，而消痰嗽壅。又况荆芥穗清头目便血，疏风散疮之用；瓜蒌根疗黄疸毒痛，消渴解痰之忧。地榆疗崩漏，止血止痢；昆布破疝气，散瘿散瘤。疗伤寒、解虚烦，淡竹叶之功倍；除结气、破瘀血，牡丹皮之用同。知母止嗽而骨蒸退，牡蛎涩精而虚汗收。贝母清痰，止咳嗽而利心肺；桔梗下气，利胸膈而治咽喉。若夫黄芩治诸热，兼主五淋；槐花治肠风，亦医痔痢。常山理痰结而治温疟，葶苈泻肺喘而通水气。此六十六种药性之寒，又当考《图经》以博其所治，观夫方书以参其所用焉，其庶几矣。

热　性

药有温热，又当审详。欲温中以荜茇，用发散以生姜。五味子止嗽痰，且滋肾水；腽肭脐疗痨瘵，更壮元阳。原夫川芎祛风湿，补血清头；续断治崩漏，益筋强脚。麻黄表汗以疗咳逆，韭子助阳而医白浊。川乌破积，有消痰治风痹之功；天雄散寒，为祛湿助阳精之药。观夫川椒达下，干姜暖中。胡芦巴治虚冷之疝气，生卷柏破癥瘕而血通。白术消痰壅，温胃兼止吐泻；菖蒲开心气，散冷更治耳聋。丁香快脾胃而止吐逆，良姜止心气痛之攻冲。肉苁蓉填精益肾，石硫黄暖胃驱虫。胡椒主去痰而除冷，秦椒主攻痛而治风。吴茱萸疗心腹之冷气，灵砂定心脏之怔忡。盖夫散肾冷、助脾胃，须荜澄茄；疗心痛、破积聚，用蓬莪术。缩砂止吐泻安胎，化酒食之剂；附子疗虚寒翻胃，壮元阳之力。白豆蔻治冷泻，疗痛止痛于乳香；红豆蔻止吐酸，消血杀虫于干漆。岂不知鹿茸生精血，腰脊崩漏之均补；

虎骨壮筋骨，寒湿毒风之并祛。檀香定霍乱，而心气之痛愈；鹿角秘精髓，而腰脊之疼除。消肿益血于米醋，下气散寒于紫苏。扁豆助脾，则酒有行药破血之用；麝香开窍，则葱为通中发汗之需。尝观五灵脂治崩漏，理血气之刺痛；麒麟竭止血出，疗金疮之伤折。麋茸壮阳以助肾，当归补虚而养血。乌贼骨止带下，且除崩漏目翳；鹿角胶住血崩，能补虚赢劳绝。白花蛇治瘫痪，疗风痒之癣疹；乌梢蛇疗不仁，去疮疡之风热。《图经》云：乌药有治冷气之理，禹余粮乃疗崩漏之因。巴豆利痰水，能破积热；独活疗诸风，不论久新。山茱萸治头晕遗精之药，白石英医咳嗽吐脓之人。厚朴温胃而去呕胀，消痰亦验；肉桂行血而疗心痛，止汗如神。是则鲫鱼有温胃之功，代赭乃镇肝之剂。沉香下气补肾，定霍乱之心痛；橘皮开胃去痰，导壅滞之逆气。此六十种药性之热，又当博《本草》而取治焉。

温 性

温药总括，医家素谙。木香理乎气滞，半夏主于风痰。苍术治目盲，燥脾去湿宜用；萝卜去膨胀，下气治面尤堪。况夫钟乳粉补肺气，兼疗肺虚；青盐治腹痛，且滋肾水。山药而腰湿能医，阿胶而痢嗽皆止。赤石脂治精浊而止泻，兼补崩中；阳起石暖子宫以壮阳，更疗阴痿。诚以紫菀治嗽，防风祛风。苍耳子透脑止涕，威灵仙宣风通气。细辛去头风，止嗽而疗齿痛；艾叶治崩漏，安胎而医痢红。羌活明目驱风，除筋挛肿痛；白芷止崩治肿，疗痔瘘疮痈。若乃红蓝花通经，治产后恶血之余；刘寄奴散血，疗烫火金疮之苦。减风湿之痛，则茵芋叶；疗折伤之症，则骨碎补。藿香叶辟恶气而定霍乱，草果仁温脾胃而止呕吐。巴戟天治阴疝白浊，补肾尤滋；玄胡索理气痛血凝，调经有助。尝闻款冬花润肺，祛痰嗽以定喘；肉豆蔻温中，止霍乱而助脾。抚芎走经络之痛，何首乌治疮疥之资。姜黄能下气，破恶血之积；防己宜消肿，去风湿之痹。藁本除风，主妇人阴痛之用；仙茅益肾，扶元气虚弱之衰。乃曰破故纸温肾，补精髓与劳伤；宣木瓜入肝，疗脚气并水肿。杏仁润肺燥止嗽之剂，茴香治疝气肾疼之用。诃子生津止渴，兼疗滑泄之疴；秦艽攻风逐水，又除肢节之痛。槟榔豁痰而逐水，杀寸白虫；杜仲益肾而添精，去腰膝重。当知紫石英疗惊悸崩中之疾，橘核仁治腰疼疝气之癀。金樱子兮涩遗精，紫苏子兮下气涎。淡豆豉发伤寒之表，大小蓟除诸血之鲜。益智安神，治小便之频数；麻仁润肺，利六腑之燥坚。抑又闻补虚弱、排疮脓，莫若黄芪；强腰脚、壮筋骨，无如狗脊。菟丝子补肾以明目，马蔺花治疝而有益。此五十四种药性之温，更宜参《图经》而默识也。

平　性

详论药性，平和惟在。以硇砂而去积，用龙齿以安魂。青皮快膈除膨胀，且利脾胃；芡实益精治白浊，兼补真元。原夫木贼草去目翳，崩漏亦医；花蕊石治金疮，血行则却。决明和肝气治眼之剂，天麻主头眩祛风之药。甘草和诸药而解百毒，盖以性平；石斛平胃气而补肾虚，更医脚弱。观乎商陆治肿，覆盆益精。琥珀安神而散血，朱砂镇心而有灵。牛膝强足补精，兼疗腰痛；龙骨止汗住泄，更治血崩。甘松理风气而痛止，蒺藜疗风疮而目明。人参润肺宁心，开脾助胃；蒲黄止崩治衄，消瘀调经。岂不以南星醒脾，去惊风痰吐之忧；三棱破积，除血块气滞之症。没石主泄泻而神效，皂角治风痰而响应。桑螵蛸疗遗精之泄，鸭头血医水肿之盛。蛤蚧治劳嗽，牛蒡子疏风壅之痰；全蝎主风瘫，酸枣仁去怔忡之病。尝闻桑寄生益血安胎，且止腰痛；大腹子去膨下气，亦令胃和。小草、远志俱有宁心之妙，木通、猪苓尤为利水之多。莲肉有清心醒脾之用，没药乃治疮散血之科。郁李仁润肠宣水，去浮肿之疾；茯神宁心益智，除惊悸之疴。白茯苓补虚劳，多在心脾之有准；赤茯苓破结血，独利水道以无毒。因知麦芽有助脾化食之功，小麦有止汗养心之力。白附子去面风之游走，大腹皮治水肿之泛溢。椿根白皮主泻血，桑根白皮主喘息。桃仁破瘀血，兼治腰痛；神曲健脾胃，而进饮食五加皮坚筋骨以立行，柏子仁养心神而有益。抑又闻安息香辟恶，且止心腹之痛；冬瓜仁醒脾，实为饮食之资。僵蚕治诸风之喉闭，百合敛肺劳之嗽萎。赤小豆解热毒，疮肿宜用；枇杷叶下逆气，哕呕可医。连翘排疮脓与肿毒，石楠叶利筋骨与毛皮。谷芽养脾，阿魏除邪气而破积；紫河车补血，大枣和药性以开脾。然而鳖甲治劳疟，兼破癥瘕；龟甲坚筋骨，更疗崩疾。乌梅主便血疟痢之用，竹沥治中风声音之失。此六十八种平和之药，更宜参《本草》而求其详悉也。

4.《寿世保元·药性歌括四百味》

【导读】

《药性歌括四百味》原出自于明代医家龚廷贤所著的《寿

世保元》，其以四言歌诀的形式，介绍了 400 味中药的性味功效，内容简明扼要、易于记诵，故广为流传，成为后世习医的启蒙读物。由于在流传过程中各家认识不同，多有删改，故现在流传的各种版本中存在着一些差异，本节则录自于龚氏原著《寿世保元》。阅读过程中也需要注意，由于历史条件的局限、歌诀叙述的简略，以及原作者的疏漏，对药物的说明不够全面，甚至有一些错误，需要结合其他本草著作全面认识。

【原文】

诸药之性，各有奇功，温凉寒热，补泻宣通。

君臣佐使，运用于衷，相反畏恶，立见吉凶。

人参味甘，大补元气，止渴生津，调荣养卫。

黄芪性温，收汗固表，托疮生肌，气虚莫少。

白术甘温，健脾强胃，止泻除湿，兼祛痰痞。

茯苓味淡，渗湿利窍，白化痰涎，赤通水道。

甘草甘温，调和诸药，炙则温中，生则泻火。

当归甘温，生血补心，扶虚益损，逐瘀生新。

白芍酸寒，能收能补，泻痢腹痛，虚寒勿与。

赤芍酸寒，能泻能散，破血通经，产后勿犯。

生地微寒，能消温热，骨蒸烦劳，兼消瘀血。

熟地微温，滋肾补血，益髓填精，乌须黑发。

麦门甘寒，解渴祛烦，补心清肺，虚热自安。

天门甘寒，肺痿肺痈，消痰止嗽，喘热有功。

黄连味苦，泻心除痞，清热明眸，厚肠止痢。

黄芩苦寒，枯泻肺火，子清大肠，湿热皆可。

黄柏苦寒，降火滋阴，骨蒸湿热，下血堪任。

栀子性寒，解郁除烦，吐衄胃痛，火降小便。

连翘苦寒，能消痈毒，气聚血凝，温热堪逐。

石膏大寒，能泻胃火，发渴头疼，解肌立妥。

滑石沉寒，滑能利窍，解渴除烦，湿热可疗。

知母味苦，热渴能除，骨蒸有汗，痰咳皆舒。

贝母微寒，止嗽化痰，肺痈肺痿，开郁除烦。

大黄苦寒，实热积聚，蠲痰润燥，疏通便闭。

柴胡味苦，能泻肝火，寒热往来，疟疾均可。

前胡微寒，宁嗽化痰，寒热头疼，痞闷能安。

升麻性寒，清胃解毒，升提下陷，牙痛可逐。

桔梗味苦，疗咽痛肿，载药上升，开胸利壅。

紫苏叶辛，风寒发表，梗下诸气，消除胀满。

麻黄味辛，解表出汗，身热头痛，风寒发散。

葛根味甘，祛风发散，温疟往来，止渴解酒。

薄荷味辛，最清头目，祛风化痰，骨蒸宜服。

防风甘温，能除头晕，骨节痹疼，诸风口噤。

荆芥味辛，能清头目，表汗祛风，治疮消瘀。

细辛辛温，少阴头痛，利窍通关，风湿皆用。

羌活微温，祛风除湿，身痛头疼，舒筋活骨。

独活辛苦，颈项难舒，两足湿痹，诸风能除。

白芷辛温，阳明头痛，风热瘙痒，排脓通用。

藁本气温，除头颠顶，寒湿可祛，风邪可屏。

香附味甘，快气开郁，止痛调经，更消宿食。

乌药辛温，心腹胀痛，小便滑数，顺气通用。

枳实味苦，消食除痞，破积化痰，冲墙倒壁。

枳壳微温，快气宽肠，胸中气结，胀满堪尝。

白蔻辛温，能去瘴翳，益气调元，止呕和胃。
青皮苦寒，能攻气滞，削坚平肝，安胃下食。
陈皮甘温，顺气宽膈，留白和胃，消痰去白。
苍术甘温，健脾燥湿，发汗宽中，更祛瘴疫。
厚朴苦温，消胀泄满，痰气泻痢，其功不缓。
南星性热，能治风痰，破伤强直，风搐自安。
半夏味辛，健脾燥湿，痰厥头疼，嗽呕堪入。
藿香辛温，能止呕吐，发散风寒，霍乱为主。
槟榔辛温，破气杀虫，祛痰逐水，专除后重。
腹皮微温，能下膈气，安胃健脾，浮肿消去。
香薷味辛，伤暑便涩，霍乱水肿，除烦解热。
扁豆微凉，转筋吐泻，下气和中，酒毒能化。
猪苓味淡，利水通淋，消肿除湿，多服损肾。
泽泻苦寒，消肿止渴，除湿通淋，阴汗自遏。
木通性寒，小肠热闭，利窍通经，最能导滞。
车前子寒，溺涩眼赤，小便能通，大便能实。
地骨皮寒，解肌退热，有汗骨蒸，强阴凉血。
木瓜味酸，湿肿脚气，霍乱转筋，足膝无力。
威灵苦温，腰膝冷痛，消痰痃癖，风湿皆用。
牡丹苦寒，破血通经，血分有热，无汗骨蒸。
玄参苦寒，清无根火，消肿骨蒸，补肾亦可。
沙参味甘，消肿排脓，补肝益肺，退热除风。
丹参味苦，破积调经，生新去恶，祛除带崩。
苦参味苦，痈肿疮疥，下血肠风，眉脱赤癫。
龙胆苦寒，疗眼赤疼，下焦湿肿，肝经热烦。
五加皮寒，祛痛风痹，健步坚筋，益精止沥。

防己气寒，风湿脚痛，热积膀胱，消痈散肿。

地榆沉寒，血热堪用，血痢带崩，金疮止痛。

茯神补心，善镇惊悸，恍惚健忘，兼除怒恚。

远志气温，能驱惊悸，安神镇心，令人多记。

酸枣味酸，敛汗驱烦，多眠用生，不眠用炒。

菖蒲性温，开心利窍，去痹除风，出声至妙。

柏子味甘，补心益气，敛汗扶阳，更疗惊悸。

益智辛温，安神益气，遗溺遗精，呕逆皆治。

甘松味香，善除恶气，治体香肌，心腹痛已。

小茴性温，能除疝气，腹痛腰疼，调中暖胃。

大茴味辛，疝气脚气，肿痛膀胱，止呕开胃。

干姜味辛，表解风寒，炮苦逐冷，虚寒尤堪。

附子辛热，性走不守，四肢厥冷，回阳功有。

川乌大热，搜风入骨，湿痹寒疼，破积之物。

木香微温，散滞和胃，诸风能调，行肝泻肺。

沉香降气，暖胃追邪，通天彻底，卫气为佳。

丁香辛热，能除寒呕，心腹疼痛，温胃可晓。

砂仁性温，养胃进食，止痛安胎，通经破滞。

荜澄茄辛，除胀化食，消痰止哕，能逐鬼气。

肉桂辛热，善通血脉，腹痛虚寒，温补可得。

桂枝小梗，横行手臂，止汗舒筋，治手足痹。

吴萸辛热，通调疝气，脐腹寒疼，酸水能治。

延胡气温，心腹卒痛，通经活血，跌仆血崩。

薏苡味甘，专除湿痹，筋节拘挛，肺痈肺痿。

肉蔻辛温，脾胃虚冷，泻痢不休，功可立等。

草蔻辛温，治寒犯胃，作痛呕吐，不食能食。

诃子味苦，涩肠止痢，痰嗽喘急，降火敛肺。

草果味辛，消食除胀，截疟逐痰，解瘟辟瘴。

常山苦寒，截疟除痰，解伤寒热，水胀能宽。

良姜性热，下气温中，转筋霍乱，酒食能攻。

山楂味甘，磨消肉食，疗疝催疮，消膨健胃。

神曲味甘，开胃进食，破结逐痰，调中下气。

麦芽甘温，能消宿食，心腹膨胀，行血散滞。

苏子味辛，祛痰降气，止咳定喘，更润心肺。

白芥子辛，专化胁痰，疟蒸痞块，服之能安。

甘遂甘寒，破癥消痰，面浮蛊胀，利水能安。

大戟甘寒，消水利便，腹胀癥坚，其功瞑眩。

芫花寒苦，能消胀蛊，利水泻湿，止咳痰吐。

商陆辛甘，赤白各异，赤者消肿，白利水气。

海藻咸寒，消瘿散疬，除胀破癥，利水通闭。

牵牛苦寒，利水消肿，蛊胀痃癖，散滞除壅。

葶苈辛苦，利水消肿，痰咳癥瘕，治喘肺痈。

瞿麦辛寒，专治淋病，且能堕胎，通经立应。

三棱味苦，利血消癖，气滞作痛，虚者当忌。

五灵味甘，血痢腹痛，止血用炒，行血用生。

莪术温苦，善破痃癖，止渴消瘀，通经最宜。

干漆辛温，通经破瘕，追积杀虫，效如奔马。

蒲黄味甘，逐瘀止崩，止血须炒，破血用生。

苏木甘咸，能行积血，产后月经，兼医仆跌。

桃仁甘寒，能润大肠，通经破瘀，血瘕堪尝。

姜黄味辛，消痈破血，心腹结痛，下气最捷。

郁金味苦，破血生肌，血淋溺血，郁结能舒。

金银花甘，疗痈无对，未成则散，已成则溃。

漏芦性寒，祛恶疮毒，补血排脓，生肌长肉。

蒺藜味苦，疗疮瘙痒，白癜头疮，翳除目朗。

白及味苦，功专收敛，肿毒疮疡，外科最善。

蛇床辛苦，下气温中，恶疮疥癞，逐瘀祛风。

天麻味辛，能祛头眩，小儿惊痫，拘挛瘫痪。

白附辛温，治面百病，血痹风疮，中风痰证。

全蝎味辛，祛风痰毒，口眼㖞斜，风痫发搐。

蝉蜕甘平，消风定惊，杀疳除热，退翳侵睛。

僵蚕味咸，诸风惊痫，湿痰喉痹，疮毒瘢痕。

蜈蚣味辛，蛇虺恶毒，杀鬼除邪，堕胎逐瘀。

木鳖甘寒，能追疮毒，乳痈腰疼，消肿最速。

蜂房咸苦，惊痫瘛疭，牙疼肿毒，瘰疬肠痈。

花蛇温毒，瘫痪㖞斜，大风疥癞，诸毒称佳。

蛇蜕辟恶，能除翳膜，肠痔蛊毒，惊痫搐搦。

槐花味苦，痔漏肠风，大肠热痢，更杀蛔虫。

鼠黏子辛，能除疮毒，瘾疹风热，咽疼可逐。

茵陈味苦，退疸除黄，泻湿利水，清热为凉。

红花辛温，最消瘀热，多则通经，少则养血。

蔓荆子苦，头疼能医，拘挛湿痹，泪眼堪除。

兜铃苦寒，能熏痔漏，定喘消痰，肺热久嗽。

百合味甘，安心定胆，止嗽消浮，痈疽可啖。

秦艽微寒，除湿荣筋，肢节风痛，下血骨蒸。

紫菀苦辛，痰喘咳逆，肺痈吐脓，寒热并济。

款花甘温，理肺消痰，肺痈喘咳，补劳除烦。

金沸草寒，消痰止嗽，明目祛风，逐水尤妙。

桑皮甘辛，止嗽定喘，泻肺火邪，其功不浅。

杏仁温苦，风寒喘嗽，大肠气闭，便难切要。

乌梅酸温，收敛肺气，止渴生津，能安泻痢。

天花粉寒，止渴祛烦，排脓消毒，善除热痰。

瓜蒌仁寒，宁嗽化痰，伤寒结胸，解渴止烦。

密蒙花甘，主能明目，虚翳青盲，服之效速。

菊花味甘，除热祛风，头晕目赤，收泪殊功。

木贼味甘，益肝退翳，能止月经，更消积聚。

决明子甘，能祛肝热，目疼收泪，仍止鼻血。

犀角酸寒，化毒辟邪，解热止血，消肿毒蛇。

羚羊角寒，明目清肝，祛惊解毒，神志能安。

龟甲味甘，滋阴补肾，逐瘀续筋，更医颅囟。

鳖甲酸平，劳嗽骨蒸，散瘀消肿，去痞除崩。

海螵味咸，破血除痈，通经水肿，目翳心疼。

桑上寄生，风湿腰痛，安胎止崩，疮疡亦用。

火麻味甘，下乳催生，润肠通结，小水能行。

山豆根苦，疗咽肿痛，敷蛇虫伤，可救急用。

益母草苦，女科为主，产后胎前，生新去瘀。

紫草苦寒，能通九窍，利水消膨，痘疹最要。

紫葳味酸，调经止痛，崩中带下，癥瘕通用。

地肤子寒，去膀胱热，皮肤瘙痒，除热甚捷。

楝根性寒，能追诸虫，疼痛立止，积聚立通。

樗根味苦，泻痢带崩，肠风痔漏，燥湿涩精。

泽兰甘苦，痈肿能消，打扑伤损，肢体虚浮。

牙皂味辛，通关利窍，敷肿痛消，吐风痰妙。

芜荑味辛，驱邪杀虫，痔瘘癣疥，化食除风。

雷丸味苦，善杀诸虫，癫痫蛊毒，治儿有功。

胡麻仁甘，疗肿恶疮，熟补虚损，筋壮力强。

苍耳子苦，疥癣细疮，驱风湿痹，瘙痒堪尝。

蕤仁味甘，风肿烂弦，热胀胬肉，眼泪立痊。

青葙子苦，肝脏热毒，暴发赤障，青盲可服。

谷精草辛，牙齿风痛，口疮咽痹，眼翳通用。

白薇大寒，疗风治疟，人事不知，鬼邪堪却。

白蔹微寒，儿疟惊痫，女阴肿痛，痈疔可啖。

青蒿气寒，童便熬膏，虚热盗汗，除骨蒸劳。

茅根味甘，通关逐瘀，止吐衄血，客热可去。

大小蓟苦，消肿破血，吐衄咳唾，崩漏可啜。

枇杷叶苦，偏理肺脏，吐秽不止，解酒清上。

木律大寒，口齿圣药，瘰疬能医，心烦可却。

射干味苦，逐瘀通经，喉痹口臭，痈毒堪凭。

鬼箭羽苦，通经堕胎，杀虫祛结，驱邪除乖。

夏枯草苦，瘰疬瘿瘤，破癥散结，湿痹能瘳。

卷柏味辛，癥瘕血闭，风眩痿躄，更驱鬼痤。

马鞭甘苦，破血通经，癥瘕癖块，服之最灵。

鹤虱味苦，杀虫追毒，心腹猝痛，蛔虫堪逐。

白头翁寒，散癥逐血，瘿疬疟疝，止痛百节。

旱莲草甘，生须黑发，赤痢堪止，血流可截。

慈菇辛苦，疗肿痈疽，恶疮瘾疹，蛇虺并施。

榆皮味甘，通水除淋，能利关节，敷肿痛定。

钩藤微寒，疗儿惊痫，手足瘈疭，抽搐口眼。

豨莶味甘，追风除湿，聪耳明目，乌须黑发。

葵花味甘，带痢两功，赤治赤者，白治白同。

辛夷味辛，鼻塞流涕，香臭不闻，通窍之剂。

续随子辛，恶疮蛊毒，通经消积，不可过服。

海桐皮苦，霍乱久痢，疥癣疥癣，牙疼亦治。

石楠藤辛，肾衰脚弱，风淫湿痹，堪为妙药。

鬼臼有毒，辟瘟除恶，虫毒鬼疰，风邪可却。

大青气寒，伤寒热毒，黄汗黄疸，时疫宜服。

侧柏叶苦，吐衄崩痢，能生须眉，除湿之剂。

槐实味苦，阴疮湿痒，五痔肿疼，止涎极莽。

瓦楞子咸，妇人血块，男子痰癖，癥瘕可瘥。

棕榈子苦，禁泄涩痢，带下崩中，肠风堪治。

冬葵子寒，滑胎易产，癃利小便，善通乳难。

淫羊藿辛，阴起阳兴，坚筋益骨，志强力增。

松脂味甘，滋阴补阳，驱风安脏，膏可贴疮。

覆盆子甘，肾损精竭，黑须明眸，补虚续绝。

合欢味甘，利人心志，安脏明目，快乐无虑。

金樱子甘，梦遗精滑，禁止遗尿，寸白虫杀。

楮实味甘，壮筋明目，益气补虚，阳痿当服。

郁李仁酸，破血润燥，消肿利便，关格通导。

没食子苦，益血生精，染须最妙，禁痢极灵。

空青气寒，治眼通灵，青盲赤肿，去暗回明。

密陀僧咸，止痢医痔，能除白癜，诸疮可医。

伏龙肝温，治疫安胎，吐血咳逆，心烦妙哉。

石灰味辛，性烈有毒，辟虫立死，堕胎甚速。

穿山甲毒，痔癖恶疮，吹奶肿痛，鬼魅潜藏。

蚯蚓气寒，伤寒温病，大热狂言，投之立应。

蜘蛛气寒，狐疝偏痛，蛇虺咬涂，疔肿敷用。

蟾蜍气凉，杀疳蚀癖，瘟疫能辟，疮毒可祛。
刺猬皮苦，主医五痔，阴肿疝痛，能开胃气。
蛤蚧味咸，肺痿血咯，传尸劳痊，邪魅可却。
蝼蛄味咸，治十水肿，上下左右，效不旋踵。
蜗牛味咸，口眼㖞僻，惊痫拘挛，脱肛咸治。
桑螵蛸咸，淋浊精泄，除疝腰疼，虚损莫缺。
田螺性冷，利大小便，消肿除热，醒酒立见。
象牙气平，杂物刺喉，能通小便，诸疮可瘳。
水蛭味咸，除积瘀坚，通经堕产，折伤可痊。
贝子味咸，解肌散结，利水消肿，目翳清洁。
蛤蜊肉冷，能止消渴，酒毒堪除，开胃顿豁。
海粉味咸，大治顽痰，妇人白带，咸能软坚。
石蟹味咸，点目肿翳，解蛊胀毒，催生落地。
海螵蛸咸，漏下赤白，癥瘕惊气，阴肿可得。
无名异甘，金疮折损，去瘀止痛，生肌有准。
青礞石寒，硝煅金色，坠痰消食，神妙莫测。
磁石味咸，专杀铁毒，若误吞针，系线即出。
花蕊石寒，善止诸血，金疮血流，产后血泄。
代赭石寒，下胎崩带，儿疳泻痢，惊痫鬼怪。
黑铅味甘，止呕反胃，鬼疰瘿瘤，安神定志。
银屑味辛，谵语恍惚，定志养神，镇心明目。
金屑味甘，善安魂魄，癫狂惊痫，调和血脉。
狗脊味甘，酒蒸入剂，腰背膝疼，风寒湿痹。
骨碎补温，折伤骨节，风血积痛，最能破血。
茜草味苦，蛊毒吐血，经带崩漏，损伤虚热。
预知子贵，缀衣领中，遇毒声作，诛蛊杀虫。

王不留行，调经催产，除风痹痉，乳痈当啖。

狼毒味辛，破积瘕癥，恶疮鼠瘘，杀毒鬼精。

藜芦味辛，最能发吐，肠澼泻痢，杀虫消蛊。

蓖麻子辛，吸出滞物，涂顶肠收，涂足胎出。

荜拨味辛，温中下气，痃癖阴疝，霍乱泻痢。

百部味甘，骨蒸劳瘵，杀疳蛔虫，久嗽功大。

京墨味辛，吐衄下血，产后崩中，止血甚捷。

黄荆子苦，善治咳逆，骨节寒热，能下肺气。

女贞实苦，黑发乌须，强筋壮力，去风补虚。

瓜蒂苦寒，善能吐痰，消身肿胀，并治黄疸。

粟壳性涩，泄痢嗽怯，劫病如神，杀人如剑。

巴豆辛热，除胃寒积，破癥消痰，大能通利。

夜明砂粪，能下死胎，小儿无辜，瘰疬堪裁。

斑蝥有毒，破血通经，诸疮瘰疬，水道能行。

蚕砂性温，湿痹瘾疹，瘫风肠鸣，消渴可饮。

胡黄连苦，治劳骨蒸，小儿疳痢，盗汗虚惊。

使君甘温，消疳消浊，泻痢诸虫，总能除却。

赤石脂温，保固肠胃，溃疡生肌，涩精泻痢。

青黛咸寒，能平肝木，惊痫疳痢，兼除热毒。

阿胶甘温，止咳脓血，吐血胎崩，虚羸可啜。

白矾味酸，化痰解毒，治症多能，难以尽述。

五倍苦酸，疗齿疳蜃，痔痛疮脓，兼除风热。

玄明粉辛，能蠲宿垢，化积消痰，诸热可疗。

通草味甘，善治膀胱，消痈散肿，能医乳房。

枸杞甘温，填精补髓，明目祛风，阴兴阳起。

黄精味甘，能安脏腑，五劳七伤，此药大补。

何首乌甘，添精种子，黑发悦颜，长生不死。
五味酸温，生津止渴，久嗽虚劳，金水枯竭。
山茱性温，涩精益髓，肾虚耳鸣，腰膝痛止。
石斛味甘，却惊定志，壮骨补虚，善驱冷痹。
破故纸温，腰膝酸痛，兴阳固精，盐酒炒用。
薯蓣甘温，理脾止泻，益肾补中，诸虚可治。
苁蓉味甘，峻补精血，若骤用之，更动便滑。
菟丝甘平，梦遗滑精，腰痛膝冷，添髓壮筋。
牛膝味苦，除湿痹痿，腰膝酸疼，小便淋沥。
巴戟辛甘，大补虚损，精滑梦遗，强筋固本。
仙茅味辛，腰足挛痹，虚损劳伤，阳道兴起。
牡蛎微寒，涩精止汗，带崩胁痛，老痰祛散。
楝子苦寒，膀胱疝气，中湿伤寒，利水之剂。
萆薢甘苦，风寒湿痹，腰背冷痛，添精益气。
寄生甘苦，腰痛顽麻，续筋壮骨，风湿尤佳。
续断味辛，接骨续筋，跌仆折损，且固遗精。
龙骨味甘，梦遗精泄，崩带肠痈，惊痫风热。
人之头发，补阴甚捷，吐衄血晕，风惊痫热。
天灵盖咸，传尸劳瘵，温疟血崩，投之立瘥。
雀卵气温，善扶阳痿，可致坚强，当能固闭。
鹿茸甘温，益气滋阴，泄精尿血，崩带堪尝。
鹿角胶温，吐衄虚羸，跌仆伤损，崩带安胎。
腽肭脐热，补益元阳，驱邪辟鬼，痃癖劳伤。
紫河车甘，疗诸虚损，劳瘵骨蒸，滋培根本。
枫香味辛，外科要药，瘙疮瘾疹，齿痛亦可。
檀香味辛，升胃进食，霍乱腹痛，中恶鬼气。

安息香辛，辟邪驱恶，逐鬼消盅，鬼胎能落。
苏合香甘，诛恶杀鬼，盅毒痫痉，梦魇能起。
熊胆味苦，热蒸黄疸，恶疮虫痔，五痔惊痫。
硇砂有毒，溃痈烂肉，除翳生肌，破癥消毒。
硼砂味辛，疗喉肿痛，膈上热痰，噙化立中。
朱砂味甘，镇心养神，祛邪杀鬼，定魄安魂。
硫黄性热，扫除疥疮，壮阳逐冷，寒邪敢当。
龙脑味辛，目痛头痹，狂燥妄语，真为良剂。
芦荟气寒，杀虫消疳，癫痫惊搐，服之立安。
天竺黄甘，急慢惊风，镇心解热，驱邪有功。
麝香辛温，善通关窍，伐鬼安惊，解毒甚妙。
乳香辛苦，疗诸恶疮，生肌止痛，心腹尤良。
没药温平，治疮止痛，跌打损伤，破血通用。
阿魏性温，除癥破结，却鬼杀虫，传尸可灭。
水银性寒，治疥杀虫，断绝胎孕，催生立通。
轻粉性燥，外科要药，杨梅诸疮，杀虫可托。
灵砂性温，能通血脉，杀鬼辟邪，安魂定魄。
砒霜大毒，风痰可吐，截疟除哮，能消沉痼。
雄黄甘辛，辟邪解毒，更治蛇虺，喉风息肉。
珍珠气寒，镇惊除痫，开聋磨翳，止渴坠痰。
牛黄味苦，大治风痰，安魂定魄，惊痫灵丹。
琥珀味甘，安魂定魄，破癥消癥，利水通淋。
血竭味咸，跌仆伤损，恶毒疮痈，破血有准。
石钟乳甘，气乃慓悍，益气固精，明目延寿。
阳起石甘，肾气乏绝，阴痿不起，其效甚捷。
桑椹子甘，解金石燥，清除热渴，染须发皓。

蒲公英苦，溃坚消肿，结核能除，食毒堪用。

石韦味苦，通利膀胱，遗尿或淋，发背疮痈。

萹蓄味苦，疥瘙疽痔，小儿蛔虫，女人阴蚀。

赤箭味苦，原号定风，杀鬼蛊毒，除疝疔痈。

鸡内金寒，溺遗精泄，禁痢漏崩，更除烦热。

鳗鲡鱼甘，劳瘵杀虫，痔漏疮疹，崩疾有功。

螃蟹味咸，散血解结，益气养筋，除胸烦热。

马肉味辛，堪强腰脊，自死老死，并弃勿食。

白鸽肉平，解诸药毒，能除疥疮，味胜猪肉。

兔肉味辛，补中益气，止渴健脾，孕妇勿食。

牛肉属土，补脾胃弱，乳养虚羸，善滋血涸。

猪肉味甘，量食补虚，动风痰物，多食虚肥。

羊肉味甘，专补虚羸，开胃补肾，不致阳痿。

雄鸡味甘，动风助火，补虚温中，血漏亦可。

鸭肉散寒，补虚劳怯，消水肿胀，退惊痫热。

鲤鱼味甘，消水肿满，下气安胎，其功不缓。

鲫鱼味甘，和中补虚，理胃进食，肠澼泻痢。

驴肉微寒，安心解烦，能发痼疾，以动风淫。

鳝鱼味甘，益智补中，能祛狐臭，善散湿风。

白鹅肉甘，大补脏腑，最发疮毒，痼疾勿与。

犬肉性温，益气壮阳，炙食作渴，阴虚禁尝。

鳖肉性冷，凉血补阴，癥瘕勿食，孕妇勿侵。

芡实味甘，能益精气，腰膝酸疼，皆主湿痹。

石莲子苦，疗噤口痢，白浊遗精，清心良剂。

藕味甘甜，解酒清热，消烦逐瘀，止吐衄血。

龙眼味甘，归脾益智，健忘怔忡，聪明广记。

莲须味甘，益肾乌须，涩精固髓，悦颜补虚。

柿子气寒，能润心肺，止渴化痰，涩肠禁痢。

石榴皮酸，能禁精漏，止痢涩肠，染须尤妙。

陈仓谷米，调和脾胃，解渴除烦，能止泻痢。

莱菔子辛，喘咳下气，倒壁冲墙，胀满消去。

芥菜味辛，除邪通鼻，能利九窍，多食通气。

浆水味酸，酷热当茶，除烦消食，泻痢堪夸。

砂糖味甘，润肺和中，多食损齿，湿热生虫。

饴糖味甘，和脾润肺，止渴消痰，中满休食。

麻油性冷，善解诸毒，百病能除，功难悉述。

白果甘苦，喘嗽白浊，点茶压酒，不可多嚼。

胡桃肉甘，补肾黑发，多食生痰，动气之物。

梨味甘酸，解酒除渴，止嗽消痰，善驱烦热。

榧实味甘，主疗五痔，蛊毒三虫，不可多食。

竹茹止呕，能除寒热，胃热咳秽，不寐安歇。

竹叶味甘，退热安眠，化痰定喘，止渴消烦。

竹沥味甘，阴虚痰火，汗热渴烦，效如开锁。

莱菔根甘，下气消谷，痰癖咳嗽，兼解面毒。

灯草味甘，运利小水，癃闭成淋，湿肿为最。

艾叶温平，驱邪逐鬼，漏血安胎，心痛即愈。

绿豆气寒，能解百毒，止渴除烦，诸热可服。

川椒辛热，祛邪逐寒，明目杀虫，温而不猛。

胡椒味辛，心腹冷痛，下气温中，跌仆堪用。

石蜜甘平，入药炼熟，益气补中，润燥解毒。

马齿苋寒，青盲白翳，利便杀虫，癥痛咸治。

葱白辛温，发表出汗，伤寒头疼，肿痛皆散。

胡荽味辛，上止头疼，内消谷食，痘疹发生。
韭味辛温，祛除胃寒，汁清血瘀，子医梦泄。
大蒜辛温，化肉消谷，解毒散痈，多用伤目。
食盐味咸，能吐中痰，心腹猝痛，过多损颜。
茶茗性苦，热渴能济，上清头目，下消食气。
酒通血脉，消愁遣兴，少饮壮神，过多损命。
醋消肿毒，积瘕可去，产后金疮，血晕皆治。
乌梅味酸，除烦解渴，霍疟泻痢，止嗽劳热。
淡豆豉寒，能除懊恼，伤寒头疼，兼理瘴气。
莲子味甘，健脾理胃，止泻涩精，清心养气。
大枣味甘，调和百药，益气养脾，中满休嚼。
人乳味甘，补阴益阳，悦颜明目，赢劣仙方。
童便性凉，打扑瘀血，虚劳骨蒸，热嗽尤捷。
生姜性温，通畅神明，痰嗽呕吐，开胃极灵。
药共四百，精制不同，生熟新久，炮煅炙烘。
汤丸膏散，各起疲癃，合宜而用，乃是良工。
云林歌括，可以训蒙，略陈梗概，以候明公。
再加斤正，济世无穷。

五、方剂

【导读】

方歌，是基础方、代表方以及常用方的背诵歌诀，是学好和运用方剂的必经之路，为中医传播起到了重要作用，方剂歌诀初见于清代汪昂的《汤头歌诀》，随后陈修园《长沙方歌括》。医家常借鉴古体诗词的韵律特点，采用五言、七言格律的形式将方剂的名称、君药、药物组成、剂量配比、功用主治、配伍特点、甚至加减药物等相关信息进一步提炼、浓缩，简明扼要地编成歌诀用字简省且语词多变。方歌体现了对仗工整、言简意赅、重点突出的特点，其中蕴涵着有关该方的大量信息，熟悉和掌握方歌，对学习方剂学可以达到执简驭繁、事半功倍的效果，应熟诵于心记，启迪初学者。

1. 解表剂

辛温解表剂

（1）麻黄汤（《伤寒论》）

> 麻黄汤中用桂枝，杏仁甘草四般施，
> 发热恶寒头项痛，伤寒服此汗淋漓。

（2）大青龙汤（《伤寒论》）

> 大青龙汤桂麻黄，杏草石膏姜枣藏，
> 太阳无汗兼烦躁，风寒两解此为良。

（3）桂枝汤（《伤寒论》）

> 桂枝汤治太阳风，芍药甘草姜枣同，
> 解肌发表调营卫，汗出恶风此为功。

（4）九味羌活汤（《此事难知》）

> 九味羌活用防风，细辛苍芷与川芎，
> 黄芩生地同甘草，三阳解表益姜葱。

（5）香苏散（《太平惠民和剂局方》）

> 香苏散内草陈皮，疏散风寒又理气，
> 外感风寒兼气滞，寒热无汗胸脘痞。

（6）小青龙汤（《伤寒论》）

> 小青龙汤治水气，喘咳呕哕渴利慰，

姜桂麻黄芍药甘，细辛半夏兼五味。

（7）止嗽散（《医学心悟》）

　　止嗽散中用白前，陈皮桔梗草荆添，

　　紫菀百部同蒸用，感冒咳嗽此方先。

辛凉解表剂

（1）银翘散（《温病条辨》）

　　银翘散主上焦医，竹叶荆牛薄荷豉，

　　甘桔芦根凉解法，风温初感此方宜。

（2）桑菊饮（《温病条辨》）

　　桑菊饮中桔梗翘，杏仁甘草薄荷绕，

　　芦根为引轻清剂，热盛阳明入母膏。

（3）麻杏石甘汤（《伤寒论》）

　　仲景麻杏石甘汤，辛凉宣肺清热良，

　　邪热壅肺咳喘急，有汗无汗均可尝。

（4）柴葛解肌汤（《伤寒六书》）

　　陶氏柴葛解肌汤，邪在三阳热势张，

　　芩芍桔甘羌活芷，石膏大枣与生姜。

（5）升麻葛根汤（《太平惠民和剂局方》）

　　《局方》升麻葛根汤，芍药甘草合成方，

　　麻疹初起出不透，解肌透疹此方良。

（6）葱豉桔梗汤（《重订通俗伤寒论》）

　　葱豉桔梗薄荷翘，山栀竹叶合甘草，

　　热邪束肺嗽咽痛，风温初起此方疗。

扶正解表剂

（1）败毒散（《太平惠民和剂局方》）

　　　　人参败毒茯苓草，枳桔柴前羌独芎，

　　　　薄荷少许姜三片，四时感冒有奇功。

（2）参苏饮（《太平惠民和剂局方》）

　　　　参苏饮内用陈皮，枳壳前胡半夏宜，

　　　　干葛木香甘桔茯，气虚外感此方推。

（3）再造散（《伤寒六书》）

　　　　再造散用参芪甘，桂附羌防芎芍参，

　　　　细辛加枣煨姜煎，阳虚无汗法当谙。

（4）麻黄附子细辛汤（《伤寒论》）

　　　　麻黄附子细辛汤，发表温经两法彰，

　　　　若非表里相兼治，少阴反热皆能康。

（5）加减葳蕤汤（《重订通俗伤寒论》）

　　　　加减葳蕤用白薇，豆豉生葱桔梗随，

　　　　草枣薄荷共八味，滋阴发汗此方魁。

（6）葱白七味饮（《外台秘要》）

　　　　葱白七味《外合》方，新豉葛根与生姜，

　　　　麦冬生地千扬水，血虚外感最相当。

2.泻下剂

寒下剂

（1）大承气汤（《伤寒论》）

　　　　大承气汤用芒硝，枳实厚朴大黄绕，

　　　　救阴泄热功偏擅，急下阳明有数条。

（2）大陷胸汤（《伤寒论》）

> 大陷胸汤用硝黄，甘遂一克效力强，
> 擅疗热实结胸证，泄热逐水效专长。

温下剂

（1）大黄附子汤（《金匮要略》）

> 大黄附子汤细辛，散寒通便止痛良，
> 寒积里实服此方，邪去正安腹通畅。

（2）温脾汤（《备急千金要方》）

> 温脾参附与干姜，甘草当归硝大黄，
> 寒热并行治寒积，脐腹绞结痛非常。

（3）三物备急丸（《金匮要略》）

> 三物备急巴豆研，干姜大黄炼蜜丸，
> 猝然腹痛因寒积，速投此方急救先。

润下剂

（1）麻子仁丸（《伤寒论》）

> 麻子仁丸小承气，杏芍麻仁治便秘，
> 胃热津亏解便难，润肠通便脾约济。

（2）五仁丸（《世医得效方》）

> 五仁柏子杏仁桃，松子陈皮郁李饶，
> 炼蜜为丸米饮下，润肠通便效力高。

（3）济川煎（《景岳全书》）

> 济川归膝肉苁蓉，泽泻升麻枳壳从，
> 肾虚精亏肠中燥，寓通于补法堪宗。

逐水剂

（1）十枣汤（《伤寒论》）

十枣逐水效堪夸，大戟甘遂于芫花，

悬饮内停胸胁痛，大腹肿满用无差。

（2）禹功散（《儒门事亲》）

《儒门事亲》禹功散，牵牛茴香一同研，

行气逐水又通便，姜汁调下阳水痊。

攻补兼施剂

（1）黄龙汤（《伤寒六书》）

黄龙枳朴与硝黄，参归甘桔枣生姜，

阳明腑实气血虚，攻补兼施效力强。

（2）增液承气汤（《温病条辨》）

增液承气玄地冬，加入硝黄效力增，

热结阴亏大便秘，增水行舟肠腑通。

3. 和解剂

和解少阳剂

（1）小柴胡汤（《伤寒论》）

小柴胡汤和解供，半夏人参甘草从，

更用黄芩加姜枣，少阳百病此为宗。

（2）蒿芩清胆汤（《通俗伤寒论》）

俞氏蒿芩清胆汤，陈皮半夏竹茹襄，

赤苓枳壳兼碧玉，湿热轻宣此法良。

（3）达原饮（《瘟疫论》）

　　达原饮用槟朴苓，芍甘知母草果并，

　　邪伏膜原寒热作，开膜辟秽化浊行。

调和肝脾剂

（1）四逆散（《伤寒论》）

　　四逆散里用柴胡，芍药枳实甘草须，

　　此是阳邪成郁逆，敛阴泄热平剂扶。

（2）逍遥散（《太平惠民和剂局方》）

　　逍遥散用当归芍，柴苓术草加姜薄，

　　散郁除蒸功最奇，调经八味丹栀着。

（3）痛泻要方（《丹溪心法》）

　　痛泻要方陈皮芍，防风白术煎丸酌，

　　补泻并用理肝脾，若作食伤医更错。

调和寒热剂

半夏泻心汤（《伤寒论》）

　　半夏泻心黄连芩，干姜甘草与人参，

　　大枣和之治虚痞，法在降阳而和阴。

4. 清热剂

清气分热剂

（1）白虎汤（《伤寒论》）

　　白虎汤用石膏偎，知母甘草粳米陪，

　　亦有加入人参者，躁烦热渴舌生苔。

（2）竹叶石膏汤（《伤寒论》）

  竹叶石膏汤人参，麦冬半夏竹叶灵，

  甘草生姜兼粳米，暑烦热渴脉虚寻。

清营凉血剂

（1）清营汤（《温病条辨》）

  清营汤治热传营，脉数舌绛辨分明，

  犀地银翘玄连竹，丹麦清热更护阴。

（2）犀角地黄汤（《外台秘要》）

  犀角地黄芍药丹，血升胃热火邪干，

  斑黄阳毒皆堪治，或益柴芩总伐肝。

清热解毒剂

（1）黄连解毒汤（《外台秘要》）

  黄连解毒汤四味，黄柏黄芩栀子备，

  躁狂大热呕不眠，吐衄斑黄均可使。

（2）凉膈散（《太平惠民和剂局方》）

  凉膈硝黄栀子翘，黄芩甘草薄荷绕，

  竹叶蜜煎疗膈上，中焦燥实服之消。

（3）普济消毒饮（原名普济消毒饮子，《东垣试效方》）

  普济消毒蒡芩连，玄参甘桔蓝根侣，

  升柴马勃连翘陈，僵蚕薄荷为末咀，

  或加人参及大黄，大头天行力能御。

气血两清剂

清瘟败毒饮（《疫疹一得》）

  清瘟败毒地连芩，丹石栀甘竹叶寻，

  犀角玄翘知芍桔，瘟邪泻毒亦滋阴。

清脏腑热剂

（1）左金丸（《丹溪心法》）

  左金茱连六一丸，肝经火郁吐吞酸，

  再加芍药各戊己，热泻热痢服之安。

（2）清胃散（《脾胃论》）

  清胃散用升麻连，当归生地牡丹全，

  或益石膏平胃热，口疮吐衄及牙宣。

（3）玉女煎（《景岳全书》）

  玉女煎中地膝兼，石膏知母麦冬全，

  阴虚胃火牙疼效，去膝地生温热瘥。

（4）芍药汤（《素问病机气宜保命集》）

  芍药芩连与锦纹，桂甘槟木及归身，

  别名导气除甘桂，枳壳加之效若神。

（5）白头翁汤（《伤寒论》）

  白头翁汤治热痢，黄连黄柏佐秦皮，

  清热解毒并凉血，赤多白少脓血医。

清虚热剂

（1）青蒿鳖甲汤（《温病条辨》）

  青蒿鳖甲地知丹，阴分伏热此方攀，

夜热早凉无汗者，从里达表服之安。

（2）清骨散（《证治准绳》）

清骨散用银柴胡，胡连秦艽鳖甲符，

地骨青蒿知母草，骨蒸劳热保无虞。

（3）当归六黄汤（《兰室秘藏》）

当归六黄治汗出，芪柏芩连生熟地，

泻火固表复滋阴，加麻黄根功更异。

5. 祛暑剂

祛暑解表剂

香薷散（《太平惠民和剂局方》）

三物香薷豆朴先，散寒化湿功效兼，

若益银翘豆易花，新加香薷祛暑煎。

祛暑利湿剂

（1）六一散（《黄帝素问宣明论方》）

六一滑石同甘草，解肌行水兼清燥，

统治表里及三焦，热渴暑烦泻痢保，

益元碧玉与鸡苏，砂黛薄荷加之好。

（2）桂苓甘露散（《黄帝素问宣明论方》）

桂苓甘露猪苓膏，术泽寒水滑石草，

祛暑清热以利湿，发热烦渴吐泻消。

祛暑益气剂

清暑益气汤（《脾胃论》）

王氏清暑益气汤，西瓜翠衣荷梗裹，

知麦石斛西洋参，黄连竹叶草粳方。

6. 温里剂

温中祛寒剂

（1）理中汤（《伤寒论》）

　　理中汤主理中乡，甘草人参术黑姜，

　　呕利腹痛阴寒盛，或加附子总扶阳。

（2）小建中汤（《伤寒论》）

　　小建中汤芍药多，桂姜甘草大枣和，

　　更加饴糖补中脏，虚劳腹冷服之瘥。

（3）吴茱萸汤（《伤寒论》）

　　吴茱萸汤人参枣，重用生姜温胃好，

　　阳明寒呕少阴利，厥阴头痛皆能保。

（4）大建中汤（《金匮要略》）

　　大建中汤建中阳，蜀椒干姜参饴糖，

　　阴盛阳虚腹冷痛，温补中焦服之康。

回阳救逆剂

（1）四逆汤（《伤寒论》）

　　四逆汤中姜附草，三阴厥逆太阳沉，

　　或益姜葱参芍桔，通阳复脉力能任。

（2）回阳救急汤（《伤寒六书》）

　　回阳救急用六君，桂附干姜五味群，

　　加麝三厘或胆汁，三阴寒厥见奇勋。

温经散寒剂

（1）当归四逆汤（《伤寒论》）

　　当归四逆芍桂枝，细辛甘草通草施，

　　血虚寒厥四末冷，温经通脉最相宜。

（2）黄芪桂枝五物汤（《金匮要略》）

　　黄芪桂枝五物汤，芍药大枣与生姜

　　益气温经和营卫，血痹风痹功效良。

（3）暖肝煎（《景岳全书》）

　　暖肝煎用杞茯桂，乌药沉茴与姜归，

　　下焦虚寒疝气痛，温补肝肾阴寒退。

7. 补益剂

补气剂

（1）四君子汤（《太平惠民和剂局方》）

　　四君子汤中和义，参术茯苓甘草比，

　　益以夏陈名六君，祛痰补气阳虚饵，

　　除却半夏名异功，或加香砂胃寒使。

（2）参苓白术散（《太平惠民和剂局方》）

　　参苓白术扁豆陈，山药甘莲砂薏仁，

　　桔梗上浮兼保肺，枣汤调服益脾神。

（3）补中益气汤（《内外伤辨惑论》）

　　补中益气芪术陈，升柴参草当归身，

　　虚劳内伤功独擅，亦治阳虚外感因。

（4）玉屏风散（《究原方》，录自《医方类聚》）

玉屏风散用防风，黄芪相畏效相成，

白术益气更实卫，表虚自汗服之应。

（5）生脉散（《医学启源》）

生脉麦味与人参，保肺清心治暑淫，

气少汗多兼口渴，病危脉绝急煎斟。

（6）人参蛤蚧散（《博济方》）

人参蛤蚧作散服，杏苓桑皮草二母，

肺肾气虚蕴痰热，咳喘痰血一并除。

补血剂

（1）四物汤（《仙授理伤续断秘方》）

四物地芍与归芎，血家百病此方通，

八珍合入四君子，气血双疗功独崇，

再加黄芪与肉桂，十全大补补方雄。

（2）当归补血汤（《内外伤辨惑论》）

当归补血有奇功，归少芪多力最雄，

更有芪防同白术，别名止汗玉屏风。

（3）归脾汤（《济生方》）

归脾汤用术参芪，归草茯神远志随，

酸枣木香龙眼肉，煎加姜枣益心脾，

怔忡健忘俱可却，肠风崩漏总能医。

气血双补剂

（1）八珍汤（《瑞竹堂经验方》）

气血双补八珍汤，四君四物合成方。

煎加姜枣调营卫，气血亏虚服之康。

（2）炙甘草汤（《伤寒论》）

炙甘草汤参姜桂，麦冬生地火麻仁，

大枣阿胶加酒服，虚劳肺痿效如神。

（3）泰山磐石散（《古今医统大全》）

泰山磐石八珍全，去茯加芪芩断连，

再益砂仁及糯米，妇人胎动可安痊。

补阴剂

（1）左归丸（《景岳全书》）

左归丸用大熟地，枸杞萸肉薯牛膝，

龟鹿二胶菟丝入，补阴填精功效奇。

（2）大补阴丸（《丹溪心法》）

大补阴丸熟地黄，龟板知柏合成方，

猪髓蒸熟炼蜜丸，滋阴降火效力强。

（3）一贯煎（《续名医类案》）

一贯煎中用地黄，沙参枸杞麦冬裹，

当归川楝水煎服，阴虚肝郁是妙方。

（4）益胃汤（《温病条辨》）

益胃汤能养胃阴，冰糖玉竹与沙参，

麦冬生地同煎服，甘凉滋润生胃津。

补阳剂

（1）肾气丸（《金匮要略》）

《金匮》肾气治肾虚，地黄怀药及山萸，

丹皮苓泽加桂附，引火归原热下趋。

（2）右归丸（《景岳全书》）

　　　右归丸中地附桂，山药茱萸菟丝归，

　　　杜仲鹿胶枸杞子，益火之源此方魁。

阴阳并补剂

（1）地黄饮子（《黄帝素问宣明论方》）

　　　地黄饮子山茱斛，麦味菖蒲远志茯，

　　　苁蓉附桂巴戟天，少入薄荷姜枣服。

（2）龟鹿二仙胶（《医便》）

　　　龟鹿二仙最守真，补人三宝气精神，

　　　人参枸杞和龟鹿，益寿延年实可珍。

（3）七宝美髯丹（《本草纲目》引《积善堂方》）

　　　七宝美髯何首乌，菟丝牛膝茯苓俱，

　　　骨脂枸杞当归合，专益肾肝精血虚。

（4）补天大造丸（《医学心悟》）

　　　补天大造治虚劳，参芪术归枣白芍，

　　　龟鹿用胶河车远，枸杞熟地苓山药。

8. 固涩剂

固表止汗剂

牡蛎散（《太平惠民和剂局方》）

　　　牡蛎散内用黄芪，浮麦麻黄根最宜，

　　　自汗盗汗心液损，固表敛汗见效奇。

敛肺止咳剂

九仙散（《卫生宝鉴》）

　　九仙罂粟乌梅味，参胶桑皮款桔贝，

　　敛肺止咳益气阴，久咳肺虚效堪慰。

涩肠固脱剂

（1）真人养脏汤

　　真人养脏诃粟壳，肉蔻当归桂木香，

　　术芍参甘为涩剂，脱肛久痢早煎尝。

（2）四神丸（《证治准绳》）

　　四神骨脂吴茱萸，肉蔻五味四般须，

　　大枣百枚姜八两，五更肾泄火衰扶。

（3）桃花汤（《伤寒论》）

　　桃花汤用石脂宜，粳米干姜共用之，

　　为涩虚寒少阴利，热邪滞下切难施。

（4）驻车丸（《延年秘录》，录自《外台秘要》）

　　驻车丸用姜二两，当归阿胶各三两，

　　六两黄连重一般，阴虚久痢奏效良。

涩精止遗剂

（1）金锁固精丸（《医方集解》）

　　金锁固精芡莲须，龙骨蒺藜牡蛎需，

　　莲粉糊丸盐汤下，涩精秘气滑遗无。

（2）桑螵蛸散（《本草衍义》）

　　　桑螵蛸散治便数，参苓龙骨同龟壳，

　　　菖蒲远志及当归，补肾宁心健忘却。

（3）缩泉丸（《魏氏家藏方》）

　　　缩泉丸治小便频，膀胱虚寒遗尿斟，

　　　乌药益智各等分，山药糊丸效更珍。

固崩止带剂

（1）固冲汤（《医学衷中参西录》）

　　　固冲芪术山萸芍，龙牡倍棡茜海蛸，

　　　益气健脾固摄血，脾虚冲脉不固疗。

（2）易黄汤（《傅青主女科》）

　　　易黄山药与芡实，白果黄柏车前子，

　　　固肾清热又祛湿，肾虚湿热带下医。

9. 安神剂

重镇安神剂

（1）朱砂安神丸（《内外伤辨惑论》）

　　　朱砂安神东垣方，归连甘草合地黄，

　　　怔忡不寐心烦乱，养阴清热可康复。

（2）磁朱丸（《备急千金要方》）

　　　磁朱丸中有神曲，安神潜阳治目疾，

　　　心悸失眠皆可用，癫狂痫证服之宜。

（3）珍珠母丸（《普济本事方》）

　　　珍珠母丸归地参，犀沉龙齿柏枣仁，

　　　朱砂为衣茯神入，镇心潜阳又宁神。

（4）桂枝甘草龙骨牡蛎汤（《伤寒论》）

　　　桂甘龙骨牡蛎汤，温补镇摄潜心阳，

　　　心阳不足烦躁证，服之神安躁悸康。

补养安神剂

（1）天王补心丹（《校注妇人良方》）

　　　天王补心柏枣仁，二冬生地当归身，

　　　三参桔梗朱砂味，远志茯苓共养神。

（2）酸枣仁汤（《金匮要略》）

　　　酸枣仁汤治失眠，川芎知草茯苓煎，

　　　养血除烦清虚热，安然入睡梦乡甜。

（3）甘麦大枣汤（《金匮要略》）

　　　《金匮》甘麦大枣汤，妇人脏躁喜悲伤，

　　　精神恍惚常欲哭，养心安神效力彰。

（4）养心汤（《仁斋直指方论》）

　　　养心汤用草芪参，二茯芎归柏子寻，

　　　夏曲远志兼桂味，再加酸枣总宁心。

交通心肾剂

（1）交泰丸（《韩氏医通》）

　　　心肾不交交泰丸，一份桂心十份连，

　　　怔忡不寐心阳亢，心肾交时自可安。

（2）黄连阿胶汤（《伤寒论》）

　　　黄连阿胶鸡子黄，黄芩白芍合成方，

　　　水亏火炽烦不卧，滋阴降火自然康。

10. 开窍剂

凉开剂

（1）安宫牛黄丸（《温病条辨》）

安宫牛黄丸最精，芩连栀子郁砂并，

更加雄角珠冰麝，退热清心力更宏。

（2）紫雪丹（《外台秘要》）

紫雪犀羚朱朴硝，硝磁寒水滑和膏，

丁沉木麝升玄草，更用赤金法亦超。

（3）至宝丹（《苏沈良方》）

至宝朱砂麝息香，雄黄犀角与牛黄，

金银二箔兼龙脑，琥珀还同玳瑁良。

（4）抱龙丸（《小儿药证直诀》）

抱龙丸用天竺黄，雄黄辰砂并麝香，

更加南星甘草入，痰热闭窍效堪夸。

温开剂

（1）苏合香丸（《太平惠民和剂局方》）

苏合香丸麝息香，木丁熏陆荜檀襄，

犀冰术沉诃香附，衣用朱砂中恶尝。

（2）紫金锭（《太平惠民和剂局方》）

紫金锭用麝朱雄，慈戟千金五倍同，

太乙玉枢名又别，祛痰逐秽及惊风。

11. 理气剂

行气剂

（1）越鞠丸（《丹溪心法》）

越鞠丸治六般郁，气血痰火湿食因，

芎苍香附兼栀曲，气畅郁舒痛闷伸。

（2）柴胡疏肝散（《证治准绳》）

柴胡疏肝芍川芎，枳壳陈皮草香附，

疏肝行气兼活血，胁肋疼痛立能除。

（3）金铃子散（《袖珍方》）

金铃子散止痛方，玄胡酒调效更强，

疏肝泄热行气血，心腹胁肋痛经良。

（4）瓜蒌薤白白酒汤（《金匮要略》）

瓜蒌薤白治胸痹，益以白酒温肺气，

加夏加朴枳桂枝，治法稍殊名亦异。

（5）半夏厚朴汤（《金匮要略》）

半夏厚朴与紫苏，茯苓生姜共煎服，

痰凝气聚成梅核，降逆开郁气自舒。

（6）枳实消痞丸（《兰室秘藏》）

枳实消痞四君全，麦芽夏曲朴姜连，

蒸饼糊丸消积满，清热破结补虚痞。

（7）厚朴温中汤（《内外伤辨惑论》）

厚朴温中陈草苓，干姜草蔻木香停，

煎服加姜治腹痛，脘腹胀满用皆灵。

（8）天台乌药散（《圣济总录》）

天台乌药木茴香，川楝槟榔巴豆姜，

再用青皮为细末，一钱酒下痛疝尝。

（9）橘核丸（《济生方》）

橘核丸中川楝桂，朴实延胡藻带昆，

桃仁二木酒糊合，癫疝痛顽盐酒吞。

（10）加味乌药汤（《奇效良方》）

加味乌药汤砂仁，香附木香姜草伦，

配入延胡共七味，经前胀痛效堪珍。

降气剂

（1）苏子降气汤（《太平惠民和剂局方》）

苏子降气半夏归，前胡桂朴草姜随，

下虚上盛痰嗽喘，亦有加参贵合机。

（2）定喘汤（《摄生众妙方》）

定喘白果与麻黄，款冬半夏白皮桑，

苏杏黄芩兼甘草，外寒痰热喘哮尝。

（3）四磨汤（《济生方》）

四磨汤治七情侵，人参乌药及槟沉，

浓磨煎服调滞气，实者枳壳易人参。

（4）旋覆代赭汤（《伤寒论》）

旋覆代赭用人参，半夏甘姜大枣临，

重以镇逆咸软痞，痞硬噫气力能禁。

（5）橘皮竹茹汤（《金匮要略》）

橘皮竹茹治呕呃，人参甘草枣姜益，

胃虚有热失和降，久病之后更相宜。

（6）丁香柿蒂汤（《症因脉治》）

丁香柿蒂人参姜，呃逆因寒中气伤，

温中降逆又益气，虚寒气逆最相当。

12. 活血祛瘀剂

（1）核桃承气汤（《伤寒论》）

桃仁承气五般奇，甘草硝黄并桂枝，

热结膀胱少腹胀，如狂蓄血最相宜。

（2）血府逐瘀汤（《医林改错》）

血府逐瘀归地桃，红花枳壳膝芎绕，

柴胡赤芍甘桔梗，血化下行不作劳。

会厌逐瘀是病源，桃红甘桔地归玄，

柴胡枳壳赤芍药，水呛血凝立可痊。

通窍全凭好麝香，桃红大枣老葱姜，

川芎黄酒赤芍药，表里通经第一方。

膈下逐瘀桃牡丹，赤芍乌药元胡甘，

归芎灵脂红花壳，香附开郁血亦安。

少腹逐瘀芎炮姜，元胡灵脂芍茴香，

蒲黄肉桂当没药，调经种子第一方。

身痛逐瘀膝地龙，香附羌秦草当芎，

黄芪苍柏量加减，要紧五灵桃没红。

（3）补阳还五汤（《医林改错》）

补阳还五赤芍芎，归尾通经佐地龙，

四两黄芪为主药，血中淤滞用桃红。

（4）复元活血汤（《医学发明》）

复元活血汤柴胡，花粉当归山甲俱，

桃仁红花大黄草，损伤瘀血酒煎祛。

（5）七厘散（《同寿录》）

七厘散治跌打伤，血竭红花冰麝香，

乳没儿茶朱砂末，外敷内服均见长。

（6）温经汤（《金匮要略》）

温经汤用桂萸芎，归芍丹皮姜夏冬，

参草阿胶调气血，暖宫祛瘀在温通。

（7）生化汤（《傅青主女科》）

生化汤宜产后尝，归芎桃草酒炮姜，

恶露不行少腹痛，化瘀温经功效彰。

（8）桂枝茯苓丸（《金匮要略》）

《金匮》桂枝茯苓丸，芍药桃仁和牡丹，

等份为末蜜丸服，活血化瘀癥块散。

（9）失笑散（《太平惠民和剂局方》）

失笑灵脂蒲黄共，等量为散酽醋冲，

瘀滞心腹时作痛，祛瘀止痛有奇功。

（10）大黄䗪虫丸（《金匮要略》）

大黄䗪虫芩芍桃，地黄杏草漆蛴螬，

水蛭虻虫和丸服，去瘀生新干血疗。

13. 止血剂

（1）十灰散（《十药神书》）

十灰散用十般灰，柏茅茜荷丹棕煨，

二蓟栀黄各炒黑，上部出血势能摧。

（2）咳血方（《丹溪心法》）

咳血方中诃子收，瓜蒌海粉山栀投，

青黛蜜丸口噙化，咳嗽痰血服之瘳。

（3）小蓟饮子（《济生方》）

> 小蓟饮子藕蒲黄，木通滑石生地裹，
>
> 归草黑栀淡竹叶，血淋热结服之良。

（4）槐花散（《普济本事方》）

> 槐花散用治肠风，侧柏黑荆枳壳充，
>
> 为末等分米饮下，宽肠凉血逐风动。

（5）黄土汤（《金匮要略》）

> 黄土汤将远血医，胶芩地术附甘齐，
>
> 温阳健脾能摄血，便血崩漏服之宜。

14. 治风剂

疏散外风剂

（1）川芎茶调散（《太平惠民和剂局方》）

> 川芎茶调散荆防，辛芷薄荷甘草羌，
>
> 目昏鼻塞风攻上，偏正头痛悉能康。

（2）大秦艽汤（《嵩崖尊生全书》）

> 大秦艽汤羌独防，芎芷辛芩二地黄，
>
> 石膏归芍苓甘术，风邪散见可通尝。

（3）消风散（《外科正宗》）

> 消风散内用荆防，蝉蜕胡麻苦参苍，
>
> 石知蒡通归地草，风疹湿疹服之康。

（4）牵正散（《杨氏家藏方》）

> 牵正散是《杨家方》，全蝎僵蚕白附裹，
>
> 服用少量热酒下，口眼㖞斜疗效彰。

（5）小活络丹（《太平惠民和剂局方》）

> 小活络丹天南星，二乌乳没加地龙，

寒湿瘀血成痹痛，搜风活血经络通。

（6）玉真散（《外科正宗》）

玉真散治破伤风，牙关紧急反张弓，

星麻白附羌防芷，外敷内服一方通。

平息内风剂

（1）羚羊钩藤汤（《通俗伤寒论》）

俞氏羚角钩藤汤，桑叶菊花鲜地黄，

芍草茯神川贝茹，凉肝增液定风方。

（2）镇肝熄风汤（《医学衷中参西录》）

张氏镇肝熄风汤，龙牡龟牛制亢阳，

代赭天冬元芍草，茵陈川楝麦芽襄。

（3）天麻钩藤饮（《中医内科杂病证治新义》）

天麻钩藤益母桑，栀芩清热决潜阳，

杜仲牛膝益肾损，茯神夜交安服良。

（4）大定风珠（《温病条辨》）

大定风珠鸡子黄，胶芍三甲五味襄，

麦冬生地麻仁草，滋阴息风是妙方。

（5）阿胶鸡子黄汤（《通俗伤寒论》）

阿胶鸡子黄汤好，地芍钩藤牡蛎草，

决明茯神络石藤，阴虚动风此方保。

15. 治燥剂

轻宣外燥剂

（1）杏苏散（《温病条辨》）

杏苏散内夏陈前，枳桔苓草姜枣研，

轻宣温润治凉燥，咳止痰化病自痊。

（2）桑杏汤（《温病条辨》）

桑杏汤中象贝宜，沙参栀豉与梨皮，

身热咽干咳痰少，辛凉甘润燥能医。

（3）清燥救肺汤（《医门法律》）

清燥救肺参草杷，石膏胶杏麦胡麻，

经霜收下冬桑叶，清燥润肺效可夸。

滋润内燥剂

（1）麦门冬汤（《金匮要略》）

麦门冬汤用人参，枣草粳米半夏存，

肺痿咳逆因虚火，清养肺胃此方珍。

（2）养阴清肺汤（《重楼玉钥》）

养阴清肺是妙方，玄参草芍冬地黄，

薄荷贝母丹皮入，时疫白喉急煎尝。

（3）百合固金汤（《慎斋遗书》）

百合固金二地黄，玄参贝母桔甘藏，

麦冬芍药当归配，喘咳痰血肺家伤。

（4）琼玉膏（《洪氏集验方》）

琼玉膏中生地黄，参苓白蜜炼膏尝，

阴虚肺燥或痨嗽，金水相滋效倍彰。

（5）玉液汤（《医学衷中参西录》）

玉液山药芪葛根，花粉知味鸡内金，

消渴口干溲多数，补脾固肾益气阴。

（6）增液汤（《温病条辨》）

增液汤用玄地冬，无水舟停便不通，

或合硝黄作泻剂，补泻兼施妙不同。

16. 祛湿剂

化湿和胃剂

（1）平胃散（《简要济众方》）

平胃散是苍术朴，陈皮甘草四般施，

除湿散满祛瘴岚，调胃诸方以此扩。

又不换金正气散，即是此方加夏藿。

（2）藿香正气散（《太平惠民和剂局方》）

藿香正气大腹苏，甘桔陈苓术朴俱，

夏曲白芷加姜枣，风寒暑湿岚瘴驱。

清热祛湿剂

（1）茵陈蒿汤（《伤寒论》）

茵陈蒿汤治疸黄，阴阳寒热细推详，

阳黄大黄栀子入，阴黄附子与干姜。

亦有不用茵陈者，加草柏皮栀子汤。

（2）八正散（《太平惠民和剂局方》）

八正木通与车前，萹蓄大黄滑石研，

草梢瞿麦兼栀子，煎加灯草痛淋蠲。

（3）三仁汤（《温病条辨》）

三仁杏蔻薏苡仁，朴夏白通滑竹伦，

水用甘澜扬百遍，湿温初起法堪遵。

（4）甘露消毒丹（《医效秘传》）

甘露消毒蔻藿香，茵陈滑石木通菖，

芩翘贝母射干薄，湿温时疫是全方。

（5）连朴饮（《霍乱论》）

连朴饮用香豆豉，菖蒲半夏焦山栀，

芦根厚朴黄连入，湿热霍乱此方施。

（6）当归拈痛汤（《医学启源》）

当归拈痛羌防升，猪泽茵陈芩葛人，

二术苦参知母草，疮疡湿热服皆应。

（7）二妙散（《丹溪心法》）

二妙散中苍柏煎，若云三妙膝须添，

痿痹足疾堪多服，湿热全除病自痊，

再加苡仁名四妙，渗湿健脾功更全。

利水渗湿剂

（1）五苓散（《伤寒论》）

五苓散治太阳腑，白术泽泻猪茯苓，

桂枝化气兼解表，小便通利水饮除。

（2）猪苓汤（《伤寒论》）

猪苓汤用猪茯苓，泽泻滑石阿胶并，

小便不利兼烦渴，利水养阴热亦平。

（3）防己黄芪汤（《金匮要略》）

黄芪防己除姜茯，术甘姜枣共煎尝，

此治风水与诸湿，身重汗出服之良。

（4）五皮散（《中藏经》）

五皮饮用五般皮，陈茯姜桑大腹奇，

或用五加易桑白，脾虚腹胀此方施。

温化寒湿剂

（1）苓桂术甘汤（《金匮要略》）

苓桂术甘化饮剂，温阳化饮又健脾，

饮邪上逆胸胁满，水饮下行悸眩去。

（2）甘草干姜茯苓白术汤《金匮要略》）

肾着汤内用干姜，茯苓甘草白术裹，

伤湿身重与腰冷，亦名甘姜苓术汤。

（3）真武汤（《伤寒论》）

真武汤壮肾中阳，茯苓术芍附生姜，

少阴腹痛有水气，悸眩瞤惕保安康。

（4）实脾散（《严氏济生方》）

实脾苓术与木瓜，甘草木香大腹加，

草果附姜兼厚朴，虚寒阴水效堪夸。

祛湿化浊剂

（1）萆薢分清饮（《杨氏家藏方》）

萆薢分清石菖蒲，萆薢乌药益智俱，

或益茯苓盐煎服，通心固肾浊精驱。

（2）完带汤（《傅青主女科》）

完带汤中用白术，山药人参白芍辅，

苍术车前黑芥穗，陈皮甘草与柴胡。

祛风胜湿剂

（1）羌活胜湿汤（《脾胃论》）

羌活胜湿羌独芎，甘蔓藁本与防风，

湿气在表头腰中，发汗升阳有奇功。

（2）独活寄生汤（《备急千金要方》）

独活寄生芄防辛，芎归地芍桂苓均，

杜仲牛膝人参草，风湿顽痹屈能伸。

17. 祛痰剂

燥湿化痰剂

（1）二陈汤（《太平惠民和剂局方》）

二陈汤用半夏陈，益以茯苓甘草成，

利气调中兼去湿，一切痰饮此方珍。

（2）茯苓丸（《全生指迷方》）

《指迷》茯苓丸最精，风化芒硝枳半并，

臂痛难移脾气阻，停痰伏饮有嘉名。

（3）温胆汤（《三因极一病证方论》）

温胆夏茹枳陈助，佐以茯草姜枣煮，

理气化痰利胆胃，胆郁痰扰诸症除。

清热化痰剂

（1）清气化痰丸（《医方考》）

清气化痰星夏橘，杏仁枳实瓜蒌实，

苓苓姜汁为糊丸，气顺火消痰自失。

（2）小陷胸汤（《伤寒论》）

小陷胸汤连夏蒌，宽胸散结涤痰优，

痰热内造痞满痛，胎黄脉滑此方求。

（3）滚痰丸（《泰定养生主论》）

滚痰丸用青礞石，大黄黄芩沉水香，

百病多因痰作祟，顽痰怪症力能匡。

润燥化痰剂

贝母瓜蒌散（《医学心悟》）

　　贝母瓜蒌天花粉，橘红茯苓加桔梗，

　　肺燥有痰咳难出，润肺化痰此方珍。

温化寒痰剂

（1）苓甘五味姜辛汤（《金匮要略》）

　　苓甘五味姜辛汤，温肺化饮常用方，

　　半夏杏仁均可加，寒痰水饮咳嗽康。

（2）三子养亲汤（《韩氏医通》）

　　三子养亲痰火方，芥苏莱菔共煎汤，

　　大便实硬加熟蜜，冬寒更可加生姜。

治风化痰剂

（1）半夏白术天麻汤（《医学心悟》）

　　半夏白术天麻汤，苓草橘红枣生姜，

　　眩晕头痛风痰盛，痰化风息复正常。

（2）定痫丸（《医学心悟》）

　　定痫二茯贝天麻，丹麦陈蒲远半夏，

　　胆星全蝎蚕琥珀，竹沥姜汁草朱砂。

18. 消食剂

消食化滞剂

（1）保和丸（《丹溪心法》）

> 保和神曲与山楂，苓夏陈翘菔子加，
>
> 曲糊为丸麦汤下，亦可方中用麦芽。

（2）枳实导滞丸（《内外伤辨惑论》）

> 枳实导滞首大黄，芩连曲术茯苓襄，
>
> 若还后重兼气滞，木香导滞加槟榔。
>
> 泽泻蒸饼糊丸服，湿热积滞力能攘。

（3）木香槟榔丸（《儒门事亲》）

> 木香槟榔青陈皮，黄柏黄连莪术齐，
>
> 大黄黑丑兼香附，泻痢后重热滞宜。

健脾消食剂

（1）健脾丸（《证治准绳》）

> 健脾参术苓草陈，肉蔻香连合砂仁，
>
> 楂肉山药曲麦炒，消补兼施不伤正。

（2）葛花解酲汤（《内外伤辨惑论》）

> 葛花解酲香砂仁，二苓参术蔻青陈，
>
> 神曲干姜兼泽泻，温中利湿酒伤珍。

19. 驱虫剂

（1）乌梅丸（《伤寒论》）

> 乌梅丸用细辛桂，人参附子椒姜继，
>
> 黄连黄柏及当归，温脏安蛔寒厥剂。

（2）化虫丸（《太平惠民和剂局方》）

    化虫丸中用胡粉，鹤虱槟榔苦楝根，

    少加枯矾面糊丸，专治虫病未虚人。

（3）肥儿丸（《太平惠民和剂局方》）（健脾消食剂）

    肥儿丸内用使君，豆蔻香连曲麦槟，

    猪胆为丸热水下，虫疳食积一扫清。

20. 涌吐剂

（1）瓜蒂散（《伤寒论》）

    瓜蒂散用赤豆研，豆豉煎汁送下安，

    痰涎宿食填上脘，逐邪宣壅服之先。

（2）救急稀涎散（《经史证类备急本草》）

    稀涎皂角白矾班，或益藜芦微吐间，

    风中痰升人眩仆，当先服此通其关。

（3）盐汤探吐方（《金匮要略》）

    盐汤探吐金匮方，干霍乱证宜急尝，

    宿食停脘气机阻，运用及时效更良。

21. 治痈疽疮疡剂

散结消痈剂

（1）仙方活命饮（《校注妇人良方》）

    仙方活命金银花，防芷陈皮草山甲，

    贝母天花兼乳没，穿山皂刺酒煎佳。

（2）五味消毒饮（《医宗金鉴》）

    五味消毒疗诸疔，银花野菊蒲公英，

    紫花地丁天癸子，煎加酒服效非轻。

（3）四妙勇安汤（《验方新编》）

  四妙勇安金银花，玄参甘草当归加，

  清热解毒兼活血，热毒脱疽效堪夸。

（4）犀黄丸（《外科证治全生集》）

  犀黄丸内用麝香，乳香没药与牛黄，

  乳岩横痃或瘰疬，正气未虚均可尝。

（5）牛蒡解肌汤（《疡科心得集》）

  牛蒡解肌用荆夏，山栀丹皮石斛翘，

  玄参薄荷共成方，头面风热疮疡消。

（6）阳和汤（《外科证治全生集》）

  阳和汤法解寒凝，外症虚寒色属阴，

  熟地鹿胶姜炭桂，麻黄白芥草相承。

（7）小金汤（《外科证治全生集》）

  小金专主治阴疽，鳖麝乌龙灵乳储，

  墨炭胶香归没药，阴疮流注乳癌除。

（8）海藻玉壶汤（《外科正宗》）

  海藻玉壶带昆布，青陈归芎夏贝母，

  连翘独活甘草入，化痰散结瘿瘤除。

（9）消瘰丸（《医学心悟》）

  消瘰牡蛎贝玄参，消痰散结并养阴，

  肝肾阴亏痰火结，临时加减细斟酌。

（10）苇茎汤（《外台秘要》）

  苇茎汤方出《千金》，桃仁薏苡冬瓜仁，

  肺痈痰热兼瘀血，化浊排脓病自宁。

（11）大黄牡丹汤（《伤寒杂病论》）

> 仲景大黄牡丹汤，桃仁瓜子芒硝裹，
>
> 大肠热痛痛拒按，苔黄脉数服之康。

托里透脓剂

透脓散（《外科正宗》）

> 透脓散治毒成脓，芪归山甲皂刺芎，
>
> 程氏又加银蒡芷，更能速奏溃破功。

补虚敛疮剂

内补黄芪汤（《外科发挥》）

> 内补黄芪地芍冬，参苓远志加川芎，
>
> 当归甘草官桂并，力补痈疽善后功。

六、方歌拾遗

1. 明目方类

（1）退翳散

> 退翳散中用蝉衣，黑豆石决与当归。
>
> 夜明砂共广木贼，肺肝风热翳障退。

（2）蜜蒙花散

> 蜜蒙花散木贼羌，蒺藜决明赤芍防。
>
> 菊花甘草一同入，风火眼痛用此方。

（3）羊肝汤

> 羊肝汤中夜明砂，当归蝉蜕不能差。

木贼配入效最好，专治夜盲功推它。

（4）石斛夜光丸（成药）

石斛夜光枳膝芎，二地二冬杞丝苁。

青箱草决犀羚药，参味连苓蒺草风。

歧视内障瞳孔大，阳衰阴弱益精灵。

（5）明目地黄丸（成药）

明目地黄益肾肝，杞菊地黄一方全。

归芍蒺藜石决明，畏光流泪夜盲先。

（6）黄连羊肝丸

黄连羊肝苓柏青，石决密蒙柴夜明。

龙胆茺蔚决明子，胡连加入蜜丸成。

2. 妇科处方类

（1）当归调经汤

当归调经柴术草，砂没香附台桂芍。

续断炮姜炒小茴，温下祛寒调经好。

（2）大温经汤

大温经汤吴萸归，芎芍参麦姜夏桂。

茯苓阿胶丹皮草，暖宫调经功为最。

（3）和经止痛汤

和经止痛地归药，苓草官桂姜毛条。

青元艾附并柴胡，肝郁气滞痛经疗。

（4）当归芍药散

当归芍药芎术苓，泽泻消水用即灵。

肝脾不调妊娠肿，妇科虚疾均可行。

（5）地血散

　　　　地血散用白芍归，乌梅知茜柴骨皮。

　　　　经绝紊乱出血多，血热心烦效用奇。

（6）桃红四物汤

　　　　桃红四物虚夹瘀，地归芎芍桃仁取。

　　　　此方乃由四物化，养血祛瘀效力奇。

（7）女金汤

　　　　女金八珍去地黄，加入肉桂赤石香。

　　　　丹元白薇藁没芷，宫寒不孕服此良。

（8）大营煎

　　　　大营煎是景岳方，归地杞草仲膝襄。

　　　　加入肉桂共七味，补血温经又扶阳。

（9）举元煎

　　　　举元煎中参芪草，白术升麻不能少。

　　　　气虚经多清淡稀，固摄升提举元好。

（10）暖宫丸

　　　　暖宫丸用艾附桂，续断荑芎芪芍归。

　　　　熟地共捣密为丸，或以汤剂治寒威。

（11）八珍益母丸

　　　　八珍益母调经好，四物四君益母草。

　　　　经后腹痛气血虚，带多神疲食又少。

（12）内补丸

　　　　内补女科切要方，菟芪桂附桑螵茸。

　　　　紫菀蒺藜肉苁蓉，等分为丸温肾雄。

（13）生化汤

　　　　生化汤是产后方，腹留恶露痛难当。

炮姜归草芎桃等，童便还需和酒尝。

（14）滋阴降火汤

滋阴降火古方奇，知柏四物玄参齐。

肾虚火旺房劳甚，白淫之疾服之益。

（15）通乳汤（丹）

通乳丹中参归芪，麦冬通草桔猪蹄。

气虚血少乳不足，乳房无胀服此益。

（16）下乳通泉汤（下乳通泉散）

下乳通泉四物青，柴粉漏芦不留行。

通草芷桔山甲草，舒肝解郁乳汁盈

（17）小半夏汤

小半夏汤有生姜，化痰降逆基础方。

主治痰饮呕吐证，若加茯苓效力彰。

（18）大半夏汤

大半夏汤用参蜜，胃反呕吐体虚详。

（19）逐瘀止崩汤

逐瘀止崩归没芎，丹参丹皮归五灵。

阿胶乌贼龙牡七，瘀去归经血即停。

（20）清热固经汤

清热固经地龟板，阿牡地骨栀棕炭。

地榆芩藕生甘草，血热经多服之安。

（21）清经汤

清经汤医经先期，青蒿丹皮地骨皮。

地芍茯苓并黄柏，量多质稠实热益。

（22）过期饮

过期血滞物桃红，香附莪术并木通。

桂草共合十一味，经少色暗血瘀行。

（23）清带汤

清带汤用生山药，龙牡茜草海螵蛸。

稍清带补重固涩，日久赤白用之疗。

（24）功能性子宫出血验方

子宫出血经验方，四物去芎阿胶裹。

荆芥黄芩皆用炭，月经过多用也良。

（25）保产无忧散

保产无忧芎芍归，荆羌芪朴菟丝依。

枳甘贝母姜蕲艾，功效著称莫浪讥。

（26）安胎饮子

安胎饮子建莲先，青苎还同糯米煎。

煎汤去苎汤药服，预防小产效若仙。

3. 儿科处方类

（1）导赤散（《小儿药证直诀》）

导赤生地与木通，草梢竹叶四般攻。

口糜淋痛小肠火，引热同归小便中。

（2）泻白散（《小儿药证直诀》）

泻白桑皮地骨皮，粳米甘草扶肺气。

清泻肺热平合剂，热伏肺中咳喘医。

（3）泻黄散（《小儿药证直诀》）

泻黄甘草与防风，石膏栀子藿香充；

炒香蜜酒调和服，胃热口疮并风功。

（4）六味地黄丸（《小儿药证直诀》）

六味地黄山药萸，泽泻苓丹三泻侣。

三阴并补重滋肾，肾阴不足效可居。

（5）龙胆泻肝汤（《小儿药证直诀》）

龙胆泻肝栀芩柴，生地车前泽泻偕。

木通甘草当归合，肝经湿热力能排。

（6）香苏保合汤

香苏保合藿香砂，苏叶陈皮半夏楂。

神曲厚朴吴白芷，苍术鸡金与谷芽。

（7）伤风咳嗽汤

伤风咳嗽汤麻黄，杏仁前胡桔梗防。

苏叶半夏陈甘草，茯苓小枣及生姜。

（8）麻杏蒌贝汤

麻杏蒌贝生石膏，专治咳嗽发高烧。

竹茹甘桔桑前苇，肺热气喘疗效高。

（9）温胆三仁汤

温胆三仁小杏仁，青蒿枳实草陈芩。

苡仁郁金竹茹夏，波扣川连知母跟。

（10）柴胡常山汤

柴胡常山广槟榔，芩夏草果与大黄。

灵仙青皮合甘草，炮姜大枣同煎汤。

（11）苏葶滚痰汤

苏葶滚痰白苏子，杏仁化红莱菔子。

麻蒌礞石冬瓜仁，甘香苇根葶苈使。

（12）祛痰止咳汤

祛痰止咳桔梗甘，贝母前胡防紫菀。

荆芥冬花小杏仁，旋覆陈皮麻黄参。

（13）补肺镇咳汤

　　　　补肺镇咳沙参竹，冬花紫菀志杏入。

　　　　百合及部兜甘草，再加二冬一同服。

（14）加味银翘散

　　　　加味银翘桑菊栀，荆薄翘菊草豆豉。

　　　　苍耳芫蔚牛蒡子，辛凉清热服数匙。

（15）桔梗板蓝兰根汤

　　　　桔梗板蓝汤豆根，桑菊射干翘葛根。

　　　　射干花粉夏枯草，咽痛舌溃不必增。

（16）加味白虎汤

　　　　加味白虎汤人参，石膏甘梗知苇根。

　　　　花粉桑皮与竹茹，藕干粳米同煎斟。

（17）荆防疏宣汤

　　　　荆防疏宣葛升麻，桑皮牛子刺蒺加。

　　　　苏芷蝉蜕赤芍草，解表透疹效堪夸。

（18）扶正托表汤

　　　　扶正托表芪风草，升葛芎芷荔枝壳。

　　　　前胡桔梗红小米，麻疹不透此方好。

（19）解暑香薷汤

　　　　解暑香薷与藿香，灶土苏芷苡补苍。

　　　　半夏高粱白扁豆，神曲加入疗效良。

（20）三散汤

　　　　三散方中首藿香，陈夏茯苓六一囊。

　　　　厚朴防芷苡扁芽，夹食伤暑用此方。

（21）除湿解毒汤

　　　　除湿解毒草薢宜，苦参银翘白鲜皮。

地服防己丝瓜络，桑甘饭豆刺蒺藜。

（22）金钗泻白汤

金钗泻白金石斛，知芍银柴与地骨。

桑皮苡仁泻丹皮，白薇甘草小枣入。

（23）龙牡黄芪汤

龙牡黄芪地黄归，芍药茯苓小枣推。

桂术麻根合山药，浮麦甘草一同煨。

（24）参苓白术汤

参苓白术扁豆陈，山药甘莲砂苡仁。

桔梗红枣同煎服，脾虚作泻此方珍。

（25）七味白术汤

七味白术炙甘草，参苓白术加小枣。

葛根藿香广木香，脾胃久虚服之好。

（26）健脾养肝汤

健脾养肝苏条参，苓术芍草苡柴根。

莲子山药芡小枣，台乌炮姜陈砂仁。

（27）益黄六君汤

益黄六君公丁香，诃子木香肉蔻霜。

参苓术草陈半夏，片磺大枣与炮姜。

（28）理中地黄汤

理中地黄潞党参，炮姜白术当归身。

枣皮果杞黑故纸，甘草口芪附枣仁。

（29）加味附桂理中汤

加味附桂理中汤，阳虚久泻用此方。

公丁故纸没石子，茯苓大枣天生磺。

（30）香连导滞汤

  香连导滞内大黄，枳朴苓苍神曲尝。

  湿热积滞痢初起，清化导滞此方强。

（31）没石子汤

  没石子汤肉蔻诃，香连归芍吴萸和。

  大黄甘草十味入，痢下赤白腹痛瘥。

（32）逐寒荡惊汤

  逐寒荡惊用干姜，肉桂胡椒公丁香。

  灶心土水澄清煮，慢惊服之病安康。

（33）小白附子天麻汤

  小白附子天麻汤，南星牙皂蝎生姜。

  僵虫细辛防风草，口眼歪斜是奇方。

（34）乌药散

  乌药散内高良姜，台乌香附公丁香。

  陈皮艾叶延胡索，佛手甘松赤芍尝。

（35）小肠疝气汤

  小肠疝气炒柴胡，葫巴金铃倒提壶。

  桔梗丁香双果草，小茴炙草与台乌。

  升麻桂枝姜味草，茯苓荔枝服即舒。

（36）佛手金铃散

  佛手金铃延胡索，黄连郁金炒白芍。

  吴萸台乌香附草，黄疸肝炎自斟酌。

（37）加味茵陈四苓汤

  加味茵陈四苓汤。急性肝炎黄疸尝。

  柴苓香附草佛手，滑石白芍奇退黄。

4. 外科内服方类

（1）活血舒肝汤

　　活血舒肝归芎陈，桃仁红花柴芩跟。

　　大黄枳朴槟榔草，一般跌打不须增。

（2）橘术四物汤

　　橘术四物用术陈，归芎芍地茯苓随。

　　桃仁红花是九味，外伤骨折此方垂。

（3）内服接骨丹

　　内服接骨生三七，然铜血竭用无疑。

　　乳没麝香并土鳖，续筋接骨最相宜。

（4）银翘消炎汤

　　银翘消炎用木通，归丹乳没甘草同。

　　疖疮红肿皆可用，痔疮血栓此方通。

（5）黄芪紫草消肿汤

　　黄芪紫草消肿方，天丁银花治疖疮。

　　加入黑豆同煎服，愈后再起服之良。

（6）大归汤

　　大归汤用蒲公英，归尾赤芍连翘银。

　　再加川芎同甘草，疮溃不愈此方精。

（7）托里透脓汤

　　托里透脓参术芷，当归甘草与皂刺。

　　黄芪青麻穿山甲，痈疽发背用最宜。

（8）散肿溃坚汤

　　消肿溃坚知柏兼，龙胆粉桔昆柴连。

　　麻翘莪棱葛芩草，归芍丸粉合之餐。

（9）托里定痛汤

      托里定痛四物全，乳没罂粟肉桂兼。

      痈疽溃后气血虚，疼痛较甚立时安。

（10）托里十补散

      托里十补芪参归，芎芷风朴桔草桂。

      疮疡初起形体弱，扶正祛邪此可推。

（11）肠痈汤

      肠痈汤中桃仁丹，苡仁冬瓜子相当。

      清热活血兼利湿，药物虽少力却强。

（12）清肠饮

      清肠饮中用玄银，冬苓榆草归苡仁。

      肠痈腹痛不可按，清热消炎去湿疹。

（13）七厘散

      七厘散用冰片射，血竭红花朱乳没。

      儿茶共研级细面，外伤肿痛服可瘥。

（14）跌打丸

      跌打丸用酒大黄，郁金三七红酒当。

      地鳖然铜苏木芍，生地共用挫扭伤。

5. 外科外用方类

（1）消肿膏

      消肿膏内首大黄，黄柏栀芍敛姜黄。

      五倍花粉没乳芷，更加冰片同木香。

（2）紫连膏

      紫连膏内生地黄，当归紫草连柏襄。

      冰片士林搅匀用，专治烧伤与溃疡。

（3）湿疹膏

      湿疹膏内用三黄，百部芥防同蛇床。

      冰片共末膏调好，专治湿疹黄水疮。

（4）冰硼散

      冰硼散是喉科方，朱砂明粉研细详。

      咽喉肿痛舌生疮，每用少许吹喉良。

（5）刀伤散

      刀伤散是简易方，当归枣树皮炒襄。

      略烧存性共研细，若遇刀伤撒敷良。

（6）生肌散

      生肌散治疮不敛，石膏轻粉赤石脂，

      黄丹龙骨竭乳樟，为散生肌效甚长。

（7）润肌膏

      润肌膏用香奶油，当归紫草四般求。

      药用油浸三天整，炸焦去渣入蜡周。

（8）蛇床子汤

      蛇床子汤熏洗方，蛇床花椒白矾襄。

      阴道滴虫痒难尽，本方外用效最彰。

（9）子宫丸

      子宫丸药抗菌强，乳没儿茶血竭章。

      硇硼雄蛇冰矾射，钟乳消炎抗滴良。

（10）宫颈糜烂方

      宫颈糜烂有奇方，蛇床川椒白矾苍。

      硼砂并入白鲜皮，粉丸外用可消祥。

6. 国家第一批 100 首处方拾遗

（1）桂枝芍药知母汤

　　　桂枝芍药知母汤，甘草生姜与麻黄，
　　　白术防风炮附子，寒热错杂此方良。

（2）黄芪桂枝五物汤

　　　黄芪桂枝五物汤，芍药大枣与生姜，
　　　营卫俱虚风气袭，血痹服之功效良。

（3）瓜蒌薤白半夏汤

　　　栝蒌薤白半夏汤，祛痰宽胸效显彰，
　　　三味再加酒同煎，宽胸散结又通阳。

（4）泽泻汤

　　　泽泻汤用泽泻术，利水除饮效非常。

（5）枳实薤白桂枝汤

　　　枳实薤白桂枝汤，厚朴瓜蒌组良方，
　　　胸痹寒凝心脉证，通阳散结痰气挡。

（6）甘姜苓术汤

　　　干姜苓术入甘草，寒湿为患痛在腰，
　　　温阳散寒祛脾湿，苔润脉细皆可疗。

（7）厚朴七物汤

　　　厚朴七物是复方，甘桂枳朴姜枣黄，
　　　腹满发热脉浮数，表里交攻效力彰。

（8）厚朴麻黄汤

　　　厚朴麻黄夏杏膏，更加五味方真妙，
　　　宣肺降逆饮咳止，咳而脉浮症对好。

（9）当归建中汤

当归建中补血虚，小建中加当归齐，

不论男女腹中痛，适证应用效神奇。

（10）小续命汤

小续命中麻黄汤，防风防己草枣姜，

芎芍参附黄芩佐，内虚外风宁急康。

（11）温经汤

温经归芍桂萸芎，姜夏丹皮及麦冬，

参草扶脾胶益血，调经重在暖胞宫。

（12）清心莲子饮

清心莲子石莲参，地骨柴胡赤茯苓，

芪草麦冬车前子，躁烦消渴及崩淋。

（13）甘露饮

甘露二冬二地均，枇杷苓枳斛茵伦，

合用甘草平虚热，口烂龈糜吐衄珍。

（14）华盖散

华盖麻杏紫苏子，茯苓陈草桑白皮，

风寒束肺痰不爽，急宜煎服莫迟疑。

（15）三痹汤

若去寄生加芪续，汤名三痹古珍方。

（16）升阳益胃汤

升阳益胃参术芪，黄连半夏草陈皮，

苓泻防风羌独活，柴胡白芍姜枣随。

（17）圣愈汤

东垣方中有圣愈，四物汤内加参芪，

气虚血弱均能补，经期量多总能医。

（18）乌药汤

乌药汤中当归草，香附木香五药全。

（19）清金化痰汤

清金化痰黄芩栀，桔梗麦冬桑贝知，

瓜蒌橘红茯苓草，痰火犯肺咳嗽止。

（20）桑白皮汤

桑白皮汤痰热疗，芩连山栀将火扫，

苏子杏仁降肺逆，贝母半夏用之巧。

（21）金水六君煎

金水六君用二陈，茯草熟地与归身，

滋养肺肾祛湿痰，肺肾阴虚湿痰盛。

（22）保阴煎

保阴煎中两地芩，柏草山药续断行，

经来量多并烦渴，清热凉血功效灵。

（23）化肝煎

化肝青皮芍丹栀，泽泻贝母与陈皮。

（24）固阴煎

固阴三补菟丝子，参草远志五味子。

（25）托里消毒散

托里消毒补气血，八珍汤中减熟地，

银花白芷合黄芪，桔梗皂刺将刀替。

（26）清上蠲痛汤

清上蠲痛芷归芎，二活细辛苍防风，

菊蔓麦芩生甘草，祛风止痛兼清上。

（27）百合地黄汤

       不经汗下吐诸伤，形但如初守太阳。

       地汁一升百合七，阴柔最是化阳刚。

（28）三化汤

       三化小承加羌活，风中脏腑服之康。

（29）槐花散

       槐花散为便血方，侧柏芥穗枳壳裹，

       槐角防榆归苓枳，清肠止血亦可尝。

（30）辛夷散

       辛夷散里藁防风，白芷升麻与木通，

       芎细甘草茶调服，鼻生息肉此方攻。

（31）当归饮子

       当归饮子脓疥久，痒添血燥不能除，

       四物黄芪何首草，荆防蒺入风自疏。

（32）三化汤

       小承气汤厚实黄，谵狂痞硬上焦强。

       益以羌活名三化，中风闭实可消详。

                               *注：歌诀节选自网络.

（33）开心散

       开心散中远志参，苓蒲加入健忘除。

                       *注：此方歌自编

七、内妇儿外

《医宗金鉴》

【导读】

本篇原选自清太医吴谦主持编写的《医宗金鉴》，此书将疾病具体分成各科，其内容紧扣临床，根据疾病发病特点、辨证论治、诊治要点编写为歌诀。本章节选取临床常见内外妇儿科疾病，深入浅出，通俗易懂的阐释医理，熟背此篇，将对中医临床功夫打下深厚基础。

【原文】

1.内科

中风

风从外中伤肢体，痰火内发病心官，
体伤不仁与不用，心病神昏不语言。
当分中络经腑脏，更审虚实寒热痰，
脱证撒手为脾绝，开口眼合是心肝，
遗尿肾绝鼾声肺，闭证握固紧牙关，
初以通关先取嚏，痰壅不下吐为先。

痉病

痉病项强背反张，有汗为柔无汗刚，
生产血多过汗后，溃疮犬咬破风伤。

痹病

三痹之因风寒湿，五痹筋骨脉肌皮，
风胜行痹寒痹痛，湿胜着痹重难支，
皮麻肌木脉色变，筋挛骨重遇邪时，
复感于邪入脏腑，周同脉痹不相移。

痿病

五痿皆因肺热生，阳明无病不能成，
肺热叶焦皮毛瘁，发为痿躄不能行，
心热脉痿胫节纵，肾骨腰脊不能兴，
肝筋拘挛失所养，脾肉不仁燥渴频。

失血

阳乘阴热血妄行，血犯气分不归经，
血病及腑渗入浊，由来脏病溢出清。
热伤失血宜清热，劳伤理损自然平，
努即内伤初破逐，久与劳伤治法同。

心悸

内生不恐心跳悸，悸更惊惕是怔忡，
善忘前言曰健忘，如昏似慧恍惚名，
失志伤神心胆弱，痰饮九气火相乘，
清热朱连归地草，余病他门治法精。

遗精

不梦而遗心肾弱，梦而后遗火之强，
过欲精滑清气陷，久旷溢泻味醇伤。

咳嗽

有声曰咳有痰嗽，声痰俱有咳嗽名，
虽云脏腑皆咳嗽，要在聚胃关肺中。
胃浊脾湿嗽痰本，肺失清肃咳因生，
风寒火郁燥痰饮，积热虚寒久劳成。

喘吼

喘则呼吸气急促，哮则喉中有响声，
实热气粗胸满硬，虚寒气乏饮痰清。

呕吐哕

有物有声谓之呕，有物无声吐之征，
无物有声哕干呕，面青指黑痛厥凶，
呕吐半姜为圣药，气盛加橘虚蜜参，
热盛姜连便闭下，寒盛丁萸姜六君。

诸泄

湿胜濡泻即水泻，多水肠鸣腹不疼。
寒湿洞泻即寒泻，鸭溏清彻痛雷鸣。
完谷不化名飧泻，土衰木盛不升清，
脾虚腹满食后泻，肾泻寒虚晨数行。

伤食作泻即胃泻，噫气腹痛秽而粘。
渴饮泻复渴饮泻，时泻时止却属痰。
火泻阵阵痛饮冷，暑泻面垢汗渴烦。
滑泻日久不能禁，大瘕今时作痢看。

痢疾

大瘕小肠大肠泻，肠澼滞下古痢名，
外因风暑湿蒸气，内因不谨饮食生。
白痢伤气赤伤血，寒虚微痛热窘疼，
实坠粪前虚坠后，湿热寒虚初久称。
噤口饮食俱不纳，水谷糟粕杂血脓，
风痢坠重圊清血，休息时作复时停，
热痢鱼脑稠黏秽，寒痢稀跌白清腥，
湿痢黑豆汁浑浊，五色相杂脏气凶。

疸证

面目身黄欲安卧，小便浑黄疸病成，
已食如饥饱烦眩，胃疸谷疸酒疸名，
女劳额黑少腹急，小便自利审瘀生，
黄汗微肿皆湿热，阴黄重痛厥如冰。

头痛眩晕

头痛痰热风湿气，或兼气血虚而疼，
在右属气多痰热，左属血少更属风，
因风眩晕头风痛，热晕烦渴火上攻，
气郁不伸痰呕吐，湿则重痛虚动增。

心腹诸痛

心痛歧骨陷处痛，横满上胸下胃脘，
当脐脾腹连腰肾，少腹小大肠胁肝。
虫痛时止吐清水，痊即中恶寒外干，
悸分停饮与思虑，食即停食冷内寒，
水停痰饮热胃火，气即气滞血瘀缘，
随证分门检方治，真心黑厥至节难。

腰痛

腰痛肾虚风寒湿，痰饮气滞与血瘀，
湿热闪挫凡九种，面忽红黑定难医。

小便闭癃遗尿不禁

膀胱热结为癃闭，寒虚遗尿与不禁，
闭即尿闭无滴出，少腹胀满痛难伸，
癃即淋沥点滴出，茎中涩痛数而勤，
不知为遗知不禁，石血膏劳气淋分。

大便燥结

热燥阳结能食数，寒燥阴结不食迟，
实燥食积热结胃，食少先硬后溏脾，
气燥阻隔不降下，血燥干枯老病虚，
风燥久患风家候，直肠结硬导之宜。

2. 妇科

天癸月经之原

先天天癸始父母，后天精血水谷生。
女子二七天癸至，任通冲盛月事行。

妇人不孕之故

不子之故伤任冲，不调带下经漏崩。
或因积血胞寒热，痰饮脂膜病子宫。

月经之常

月经三旬时一下，两月并月三居经，
一年一至为避年，一生不至孕暗经。

月经异常

经期吐血或衄血，上溢妄行曰逆经，
受孕行经曰垢胎，受孕下血漏胎名。

外因经病

天地温和经水安，寒凝热沸风荡然，
邪入胞中任冲损，妇人经病本同参。

内因经病

妇人从人不专主，病多忧忿郁伤情，
血之行止与顺逆，皆由一气率而行。

不内外因经病

血者水谷之精气，若伤脾胃何以生，
不调液竭血枯病，合之非道损伤成。

血色不正病因

血从阳化色正红，色变紫黑热之征，
黄泔淡红湿虚化，更审瘀块黯与明。

气秽清浊病因

热化稠黏臭必秽，寒化清彻臭则腥，
内溃五色有脏气，时下而多命必倾。

愆期前后多少

经来前后为愆期，前热后滞有虚实，
淡少为虚不胀痛，紫多胀痛属有余。

经行发热时热

经行发热时潮热，经前血热经后虚，
发热无时察客热，潮热午后审阴虚。

经行寒热身痛

经来寒热身体痛，当分荣卫与虚实，
有汗不胀卫不足，无汗而胀荣有余。

经行腹痛

腹痛经后气血弱，痛在经前气血凝，
气滞腹胀血滞痛，更审虚实寒热情。

经行泻吐

经行泄泻是脾虚，鸭溏清痛乃寒湿，
胃弱饮伤多呕饮，食伤必痛吐其食。

错经妄行成吐衄崩

逆行吐血错行崩，热伤阴阳络妄行，
血多热去当用补，血少虽虚须主清。

经水过多兼时下白带

多清浅淡虚不摄，稠黏深红热有余，
兼带时下湿热秽，形清腥秽冷湿虚。

血滞经闭

石瘕寒气客胞中，状如怀子不经行，
胞闭热气迫肺咳，伤心气血不流通。

血亏经闭

二阳之病发心脾，不月有不得隐曲，
血枯其传为风消，息贲者死不能医。

血枯经闭

脱血过淫产乳众，血枯渐少不行经，
骨蒸面白两颧赤，懒食消瘦咳嗽频。

妇人经断复来

妇人七七天癸竭，不断无疾血有余，
已断复来审其故，邪病相干随证医。

室女经来复止

室女经来复不来，若无所苦不为灾，
必是避年未充足，若见虚形命可哀。

师尼室寡经闭

师尼室寡异乎治，不与寻常妇女同。
诊其脉弦出寸口，知其心志不遂情。
调经若不先识此，错杂病状岂能明！
和肝理脾开郁气，清心随证可收功。

妇病难治

谚云妇病不易治，盖以幽居情郁疑，
执拗不喜望闻问，讳疾忌医术莫施。

诊看妇人须先问经期妊娠

未诊妇人女子病，先问经期与妊娠，
不详误药非细事，疑似难明昧所因。

崩漏

淋沥不断名为漏，忽然大下谓之崩。
紫黑块痛多属热，日久行多损任冲，
脾虚不摄中气陷，暴怒伤肝血妄行。
临证审因须细辨，虚补瘀消热用清。

五色带下

带下劳伤冲与任，邪入胞中五色分，
青肝黄脾白主肺，衄血黑肾赤属心。
随人五脏兼湿化，治从补泻燥寒温，
更审疮脓瘀血化，须别胞膀浊与淫。

癥瘕积聚痞血血蛊

五积六聚分脏腑，七癥八瘕气血凝，
癥积不动有定处，瘕聚推移无定形。
痞闷不宣气壅塞，未成坚块血瘀名，
蓄久不散成血蛊，产后经行风冷乘。

胎孕之原

天癸先天生身气，精血后天化成形。
男子二八天癸至，属阳应日精日盈。
女子二七天癸至，属阴应月血月通。
男女媾精乃有子，乾道男成坤女成。

脉见有子

少阴动甚知有子，阴抟阳别尺寸凭，

但抟不滑胎三月，抟而滑石五月形。

胎前用药三禁

胎前清热养血主，理脾疏气是为兼，

三禁汗下利小便，随证虚实寒热看。

安胎审宜调治

形瘦不宜过热品，体盛补气恐动痰，

安胎芩术为要药，佐以他药任抽添。

火盛倍芩痰倍术，血虚四物气四君，

杜续胶艾胎不稳，气盛苏腹枳砂陈。

胎前诸证

妊娠胎前病恶阻，胞阻肿满气烦悬，

痫嗽转胞与子淋，激经胎漏胎不安。

小产死胎胎不长，子瘖脏躁鬼胎连。

余病当参杂证治，须知刻刻顾胎原。

3. 儿科

四诊总括

儿科自古最为难，毫厘之差千里愆，

气血未充难据脉，神识未发不知言。

惟凭面色识因病，再向三关诊热寒，
听声审病兼切脉，表里虚实随证参。

鹅口

鹅口白屑满舌口，心脾蕴热本胎原，
清热泻脾搽保命，少迟糜烂治难痊。

吐舌

吐长收缓名吐舌，皆是心经有热成，
面红烦渴溺赤涩，泻心导赤服即宁。

胎黄

儿生遍体色如金，湿热熏蒸胎受深，
法当渗湿兼清热，地黄犀角二方神。

惊风总括

心主惊兮肝主风，心热肝风作急惊，
素虚药峻因成慢，吐泻后起慢脾风。
急惊阳证有实象，慢脾阴证有虚形，
慢惊半阴半阳证，虚实寒热要详明。

痫证总括

小儿痫证类痉惊，发时昏倒搐涎声，
食顷即苏如无病，阴阳惊热痰食风。

125

第一篇 基础篇

医海拾贝

疳证总括

大人为劳小儿疳，乳食伤脾是病原，
甘肥失节生积热，气血津液被熬煎。
初患尿泔午潮热，日久青筋肚大坚，
面色青黄肌肉瘦，皮毛憔悴眼睛眍。

吐证总括

诸逆上冲成呕吐，乳食伤胃或夹惊，
或因痰饮或虫扰，虚实寒热要分明。

泻证总括

小儿泄泻认须清，伤乳停食冷热惊，
脏寒脾虚飧水泻，分消温补治宜精。

感冒风寒总括

小儿肌肤最柔脆，偶触风寒病荣卫，
轻为感冒病易瘥，重为伤寒证难退，
夹食夹热或夹惊，疏散和解宜体会。

痢疾总括

痢疾暑湿生冷成，伤气为白伤血红，
后重里急腹窘痛，寒热时痢噤口名。

咳嗽总括

肺病咳嗽有痰声，有声无痰咳之名，
有痰无声谓之嗽，为病寒热食与风。

喘证总括

喘则呼吸气急促，抬肩欠肚哮有声，
实热气粗胸满硬，寒虚痰饮马脾风。

淋证总括

诸淋皆缘寒热湿，下移膀胱溲无时，
水道涩滞常作痛，寒热石血随证医。

头痛总括

小儿头痛分表里，里属内热表寒风，
风寒外闭须疏散，内热熏蒸以清攻。

腹痛总括

小儿腹痛有四因，食寒虫动痛相侵，
停食感寒相兼痛，临证医治要详分。

黄疸总括

黄疸湿热郁蒸成，遍身皆黄及目睛，
阳黄色亮身多热，阴黄色暗冷如冰。

水肿总括

水肿俱属脾肺经，肺喘脾胀要分明，
上肿属风宜汗散，下肿属湿利水灵。
通身肿者兼汗利，喘则逐饮胀则攻，
再辨阳水与阴水，攻泻温补贵变通。

腹胀总括

腹胀脾虚因久病，胃实多由食滞停，
补虚健脾兼理气，攻食消导自然宁。

诸热总括

小儿有病多发热，表里虚实宜分别，
观形察色辨因由，审证切脉有妙诀。
表证须汗里下之，虚则宜补实则泻，
平昔体认要精详，方得临时无遗阙。

4. 外科

痈疽总论歌

痈疽原是火毒生，经络阻隔气血凝。
外因六淫八风感，内因六欲共七情，
饮食起居不内外，负挑跌仆损身形，
膏粱之变营卫过，藜藿之亏气血穷。
疽由筋骨阴分发，肉脉阳分发曰痈，
疡起皮里肉之外，疮发皮肤疖通名。

阳盛焮肿赤痛胃，阴盛色黯陷不疼，

半阴半阳不高肿，微痛微焮不甚红。

五善为须七恶逆，见三见凶死生明。

临证色脉须详察，取法温凉补汗攻。

善治伤寒杂证易，能疗痈疽肿毒精。

八、针灸

1.《标幽赋》

【导读】

《标幽赋》原载于《针经指南》，为金元时期著名针灸医家窦默所著。其将原本深奥、难以理解的针灸原理、操作方法以简明易懂易记的语言并以歌赋的形式予以表述。窦氏善用特定穴，重视按时取穴，善用上下、前后、左右等多种配穴方法为针灸临床治疗过程中如何选择合适针刺手法和穴位提供了参考依据。此外，窦氏指出了禁针禁灸穴，为针灸临床有效规避风险提供了理论依据，极具应用和研究价值，对后世特别是明代许多针灸医家影响颇深。至今仍是学习和掌握针灸临床实践技能的启蒙佳作。

【原文】

拯救之法，妙用者针。察岁时于天道，定形气于予心。春夏瘦而刺浅，秋冬肥而刺深。不穷经络阴阳，多逢刺禁；既论脏腑虚实，须向经寻。

原夫起自中焦，水初下漏，太阴为始，至厥阴而方终；穴出云门，抵期门而最后。正经十二，别络走三百余支；

正侧偃（yǎn）伏，气血有六百余候。手足三阳，手走头而头走足；手足三阴，足走腹而胸走手。

要识迎随，须明逆顺。况夫阴阳气血，多少为最。厥阴太阳，少气多血；太阴少阴，少血多气；而又气多血少者，少阳之分；气盛血多者，阳明之位。先详多少之宜，次察应至之气。轻滑慢而未来，沉涩紧而已至。既至也，量寒热而留疾；未至也，据虚实而候气。气之至也，若鱼吞钩饵之沉浮；气未至也，如闲处幽堂之深邃。气速至而效速，气迟至而不治。

观夫九针之法，毫针最微，七星上应，众穴主持。本形金也，有蠲（juān）邪扶正之道；短长水也，有决凝开滞之机。定刺象木，或斜或正；口藏比火，进阳补羸（léi）。循机扪而可塞以象土，实应五行而可知。然是三寸六分，包含妙理；虽细桢（zhēn）于毫发，同贯多歧。可平五脏之寒热，能调六腑之虚实。拘挛闭塞，遣八邪而去矣；寒热痛痹，开四关而已之。

凡刺者，使本神朝而后入；既刺也，使本神定而气随。神不朝而勿刺，神已

定而可施。定脚处，取气血为主意；下手处，认水木是根基。

天地人三才也，涌泉同璇玑百会；上中下三部也，大包与天枢地机。阳蹻阳维并督脉，主肩背腰腿在表之病；阴蹻阴维任脉冲，去心腹胁肋在里之疑。二陵二蹻二交，似续而交五大；两间两商两井，相依而别两支。

大抵取穴之法，必有分寸；先审自意，次观肉分；或伸屈而得之，或平直而安定。在阳部筋骨之侧，陷下为真；

在阴分郄腘之间，动脉相应。取五穴用一穴而必端，取三经使一经而可正。头部与肩部详分，督脉与任脉易定。明标与本，论刺深刺浅之经；住痛移疼，取相交相贯之径。

岂不闻脏腑病，而求门海俞（shū）募之微；经络滞，而求原别交会之道。更穷四根三结，依标本而刺无不痊；但用八法五门，分主客而针无不效。八脉始终连八会，本是纪纲；十二经络十二原，是为枢要。一日取六十六穴之法，方见幽微；一时取十二经之原，始知要妙。

原夫补泻之法，非呼吸而在手指；速效之功，要交正而识本经。交经缪（miù）刺，左有病而右畔取；泻络远针，头有病而脚上针。巨刺与缪刺各异，微针与妙刺相通。观部分而知经络之虚实，视沉浮，而辨脏腑之寒温。

且夫先令针耀，而虑针损；次藏口内，而欲针温。目无外观，手如握虎；心无内慕，如待贵人。左手重而多按，欲令气散；右手轻而徐入，不痛之因。空心恐怯，直立侧而多晕；背目沉掐，坐卧平而没昏。推于十干十变，知孔穴之开阖；论其五行五脏，察日时之旺衰。伏如横弩（nǔ），应若发机。阴交阳别而定血晕；阴蹻阴维，而下胎衣。痹厥偏枯，迎随俾（bǐ）经络接续；漏崩带下，温补使气血依归。静以久留，停针待之。

必准者，取照海治喉中之闭塞；端的处，用大钟治心内之呆痴。大抵疼痛实泻，痒麻虚补。体重节痛而俞居，心下痞满而井主。心胀咽痛，针太冲而必除；脾冷胃疼，泻公孙而立愈。胸满腹痛刺内关，胁疼肋痛针飞虎。筋挛骨痛而补魂门；体热劳嗽而泻魄户。头风头痛，刺申脉与金门；眼痒眼疼，泻光明与地五。泻阴郄（xì）止盗汗，治小儿骨蒸；刺偏历利小便，医大人水蛊（gǔ）。中风环跳而宜刺，虚损天枢而可取。

由是午前卯（mǎo）后，太阴生而疾温；离左酉南，月死朔（shuò）而速冷。循扪弹弩，留吸母而坚长；爪下伸提，疾呼子而嘘短。动退空歇，迎夺右而泻凉；推内进搓，随济左而补暖。

慎之！大患危疾，色脉不顺而莫针；寒热风阴，饥饱醉劳而切忌。望不补而晡不泻，弦不夺而朔不济。精其心而穷其法，无灸艾而坏其肌；正其理而求其原，

免投针而失其位。避灸处而加四肢，四十有九；禁刺处而除六俞（shū），二十有二。

抑又闻高皇抱疾未瘥，李氏刺巨阙而得苏；太子暴死为厥，越人针维会而复醒。肩井、曲池，甄权刺臂痛而复射；悬钟、环跳，华佗刺躄（bì）足而立行。夫针腰俞而鬼免沉疴（kē）；王纂（zuǎn）针交俞而妖精立出。取肝俞与命门，使瞽（gǔ）士视秋毫之末；刺少阳与交别，俾聋夫听夏纳（nà）之声。

嗟夫！去圣逾远，此道渐坠。或不得意而散其学，或衍其能而犯禁忌。愚庸智浅，难契于玄言，至道渊深，得之者有几。偶述斯言，不敢示诸明达者焉，庶几乎童蒙之心启。

2. 经脉循行、病候（《灵枢经·经脉第十》）

【导读】

选自《灵枢经·经脉第十》,《灵枢经》又称《灵枢》《针经》《九针》,与《素问》九卷合称《黄帝内经》,阐述了经络

腧穴，针具、刺法及治疗原则等，特别是对经络腧穴理论和针刺方法的记载更为详细，如对针法的论述，不仅强调了守神、候气的重要性，还提出了数十种的针刺方法，详细介绍了针具使用、针刺部位、针刺深浅、针刺禁忌等内容，是经络学、针灸学及其临床的理论基础。

【原文】

手太阴肺经

肺手太阴之脉，起于中焦，下络大肠，还循胃口，上膈属肺。从肺系，横出腋下，下循臑内，行少阴心主之前，下肘中，循臂内上骨下廉，入寸口，上鱼，循鱼际，出大指之端；其支者，从腕后直出次指内廉，出其端。

手太阴肺经

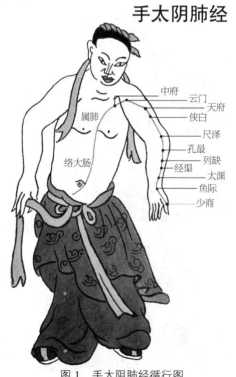

图 1　手太阴肺经循行图

是动则病，肺胀满，膨膨而喘咳，缺盆中痛，甚则交两手而瞀，此为臂厥。

是主肺所生病者，咳，上气喘渴，烦心胸满，臑臂内前廉痛厥，掌中热。

气盛有余，则肩背痛风寒，汗出中风，小便数而欠；气虚则肩背痛寒，少气不足以息，溺色变。

手阳明大肠经

大肠手阳明之脉，起于大指次指之端，循指上廉，出合谷两骨之间，上入两筋之中，循臂上廉，入肘外廉，上臑外前廉，上肩，出髃骨之前廉，上出于柱骨之会上，下

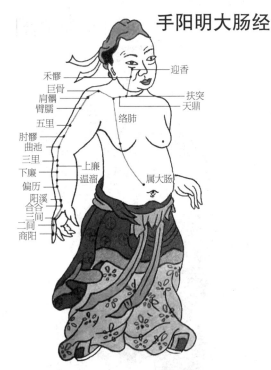

图 2　手阳明大肠经循行图

入缺盆，络肺下膈属大肠；其支者，从缺盆上颈贯颊，入下齿中，还出夹口，交人中，左之右，右之左，上夹鼻孔。

是动则病，齿痛颈肿。

是主津液所生病者，目黄口干，鼽衄，喉痹，肩前臑痛，大指次指痛不用。

气有余则当脉所过者热肿；虚，则寒栗不复。

足阳明胃经

胃足阳明之脉，起于鼻之交中頞，旁纳（一本作约字）太阳之脉，下循鼻外，入上齿中，还出夹口环唇，下交承

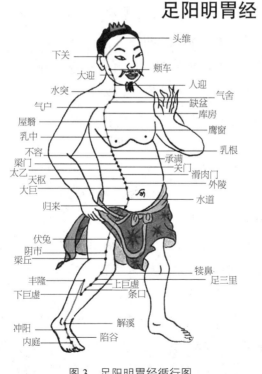

图 3　足阳明胃经循行图

浆，却循颐后下廉，出大迎，循颊车，上耳前，过客主人，循发际，至额颅。其支者，从大迎前下人迎，循喉咙，入缺盆，下膈属胃络脾。其直者，从缺盆下乳内廉，下夹脐，人气街中。其支者，起于胃口，下循腹里，下至气街中而合，以下髀关，抵伏兔，下膝膑中，下循胫外廉，下足跗，入中指内间。其支者，下廉三寸而别，下入中指外间。其支者，别跗上，入大指间，出其端。

是动则病，洒洒振寒。善呻数欠颜黑，病至则恶人与火，闻木声则惕然而惊，心欲动，独闭户塞牖而处；甚则欲上高而歌，弃衣而走；贲响腹胀，是为骭厥。是主血所生病者，狂疟，温淫，汗出，鼽衄，口㖞唇胗，颈肿，喉痹，大腹水肿，膝膑肿痛；循膺、乳、气街、股、伏兔、骭外廉、足跗上皆痛，中指不用。

气盛，则身以前皆热，其有余于胃，则消谷善饥，溺色黄；气不足则身以前皆寒栗，胃中寒则胀满。

足太阴脾经

脾足太阴之脉，起于大指之端，循指内侧白肉际，过核骨后，上内踝前廉，上踹内，循胫骨后，交出厥阴之前，上膝股内前廉，入腹属脾络胃，上膈，夹咽，连舌本，散舌下。其支者，复从胃，别上膈，注心中。

是动则病：舌本强，食则呕，胃脘痛，腹胀善噫，得后与气，则快然如衰，身体皆重。

是主脾所生病者：舌本痛，体不能动摇，食不下，烦心，心下急痛，溏瘕泄，水闭，黄疸，不能卧，强立股膝内肿厥，足大指不用。

足太阴脾经

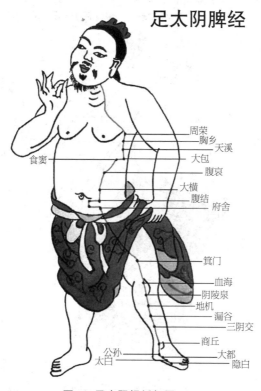

周荣
胸乡 天溪
食窦
大包
腹哀
大横
腹结
府舍

箕门
血海
阴陵泉
地机
漏谷
三阴交
商丘
公孙 大都
太白 隐白

图4　足太阴经循行图

手少阴心经

　　心手少阴之脉，起于心中，出属心系，下膈，络小肠。其支者，从心系上夹咽，系目系。其直者，复从心系却上肺，下出腋下，下循臑内后廉，行太阴心主之后，下肘内，循臂内后廉，抵掌后锐骨之端，入掌内后廉，循小指之内，出其端。

　　是动则病嗌干心痛，渴而欲饮，是为臂厥。是主心所生病者，目黄胁痛，臑臂内后廉痛厥，掌中热痛。

手少阴心经

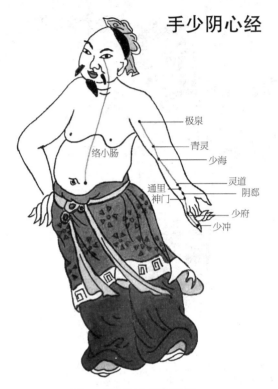

极泉

青灵

少海

灵道

阴郄

少府

少冲

通里

神门

络小肠

图5 手少阴心经循行图

手太阳小肠经

小肠手太阳之脉，起于小指之端，循手外侧上腕，出踝中，直上循臂骨下廉，出肘内侧两筋之间，上循臑外后廉，出肩解，绕肩胛，交肩上，入缺盆络心，循咽下膈，抵胃属小肠。其支者，从缺盆循颈上颊，至目锐眦，却入耳中。其支者，别颊上㜷，抵鼻，至目内眦，斜络于颧。

是动则病，嗌痛颔肿，不可以顾，肩似拔，臑似折。

是主液所生病者，耳聋目黄颊肿，颈颔肩肘臂外后廉痛。

手太阳小肠经

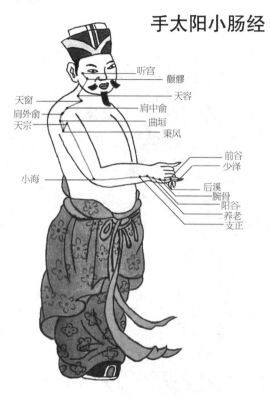

图6　手太阳小肠经循行图

足太阳膀胱经

　　膀胱足太阳之脉，起于目内眦，上额，交巅。其支者，从巅至耳上角。其直者，从巅入络脑，还出别下项，循肩膊内，夹脊抵腰中，入循膂，

　　络肾属膀胱。其支者，从腰中下夹脊贯臀，入腘中。其支者，从膊内左右，别下贯胛，夹脊内，过髀枢，循髀外后廉下合腘中，以下贯踹内，出外踝之后，循京骨至小指外侧。

是动则病，冲头痛，目似脱，项如拔，脊痛腰似折，髀不可以曲，腘如结，踹如裂，是为踝厥。

是主筋所生病者，痔疟狂癫疾，头囟项痛，目黄泪出鼽衄，项背腰尻腘腨脚皆痛，小指不用。

足太阳膀胱经

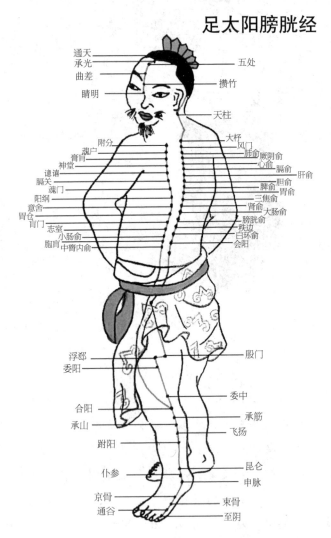

图 7　足太阳膀胱经循行图

足少阴肾经

肾足少阴之脉，起于小指之下，邪走足心，出于然谷之下，循内踝之后，别入跟中，以上端内，出腘内廉，上股内后廉，贯脊属肾络膀胱。其直者，从肾上贯肝膈，入肺中循喉咙，夹舌本。其支者，从肺出，络心，注胸中。

是动则病，饥不欲食，面如漆柴，咳唾则有血，喝喝而喘，坐而欲起，目肮肮如无所见，心如悬若饥状，气不足则善恐，心惕惕如人将捕之，是为骨厥。是主肾所生病者，口热舌干

咽肿，上气，嗌干及痛，烦心心痛，黄疸肠澼，脊股内后廉痛，痿厥嗜卧，足下热而痛。

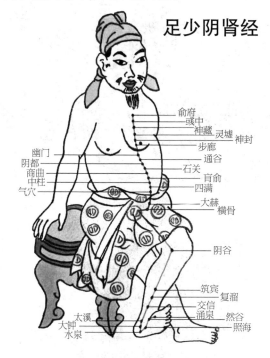

足少阴肾经

俞府
彧中
神藏　灵墟　神封
步廊
幽门　　通谷
阴都
商曲　　石关
中柱　　肓俞
气穴　　四满
大赫
横骨

阴谷

筑宾　复溜
交信
大溪　涌泉　然谷
大钟　　　照海
水泉

图8　足少阴肾经循行图

手厥阴心包经

心主手厥阴心包络之脉，起于胸中，出属心包络，下膈，历络三焦。其支者，循胸出胁，下腋三寸，上抵腋，下循臑内，

行太阴少阴之间，入肘中，下臂行两筋之间，入掌中，循中指出其端。其支者，别掌中，循小指次指出其端。

是动则病，手心热，臂肘挛急，腋肿；甚则胸胁支满，心中憺憺大动，面赤目黄，笑不休。

是主脉所生病者，烦心心痛，掌中热。

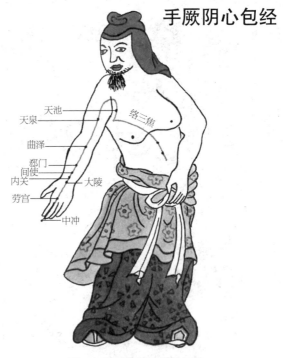

手厥阴心包经

天池
天泉
络三焦
曲泽
郄门
间使
内关　　大陵
劳宫
中冲

图9　手厥阴心包经循行图

手少阳三焦经

三焦手少阳之脉，起于小指次指之端，上出两指之间，循手表腕，出臂外两骨之间，上贯肘，循臑外上肩，而交出足少阳之后，入缺盆，布膻中，散络心包，下膈，循属三焦。其支者，从膻中上出缺盆，上项，系耳后直上出耳上角，以屈下颊至𫐐。其支者，从耳后入耳中，出走耳前，过客主人前，交颊，至目锐眦。

是动则病，耳聋浑浑焞焞，嗌肿喉痹。

是主气所生病者，汗出，目锐眦痛，颊痛，耳后肩臑肘臂外皆痛，小指次指不用。

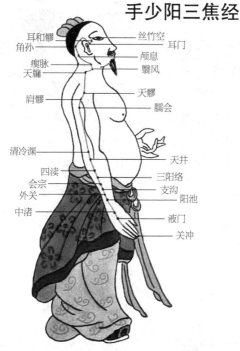

手少阳三焦经

图10　手少阳三焦经循行图

足少阳胆经

胆足少阳之脉，起于目锐眦，上抵头角，下耳后，循颈行手少阳之前，至肩上，却交出手少阳之后，入缺盆。其支者，从耳后入耳中，出走耳前，至目锐眦后，其支者，别锐眦，下大迎，合于手少阳，抵于颛，下加颊车，下颈合缺盆。以下胸中，贯膈络肝属胆，循胁里，出气街，绕毛际，横入髀厌中。其直者，从缺盆下腋，循胸过季胁，下合髀厌中。以下循髀阳，出膝外廉，下外辅骨之前，直下抵绝骨之端，下出外踝之前，循足跗上，入小指次指之间。其支者，别跗上，入大指之间，循大指歧骨内出其端，还贯爪甲，出三毛。

是动则病，口苦，善太息，心胁痛不能转侧，甚则面微有尘，体无膏泽，足外反热，是为阳厥。

是主骨所生病者，头痛颌痛，目锐眦痛，缺盆中肿痛，腋下肿，马刀侠瘿，汗出振寒，疟，胸胁肋髀膝外至胫绝骨外踝前，及诸节皆痛，小指次指不用。

足少阳胆经

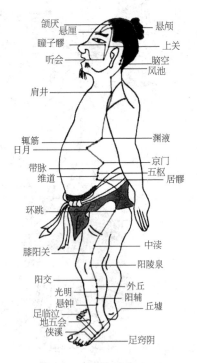

图 11 足少阳胆经循行图

足厥阴肝经

肝足厥阴之脉，起于大指丛毛之际，上循足跗上廉，去内踝一寸，上踝八寸，交出太阴之后，上腘内廉，循股阴，入毛中，过阴器，抵小腹，夹胃属肝络胆，上贯膈布胁肋，循喉咙之后，上入颃颡，连目系，上出额，与督脉会于颠。其支者，从目系下颊里，环唇内。其支者，复从肝别，贯膈，上注肺。

是动则病，腰痛不可以俯仰，丈夫㿉疝，妇人少腹肿，甚则嗌干，面尘脱色。

是主肝所生病者，胸满呕逆飧泄，狐疝遗溺闭癃。

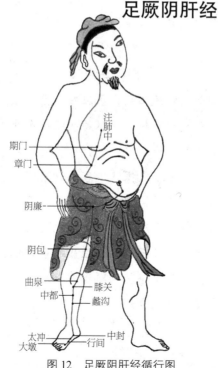

足厥阴肝经

图 12　足厥阴肝经循行图

注：十二经络图选自网络

3. 经穴歌

手太阴肺经穴

手太阴肺十一穴，中府云门天府诀，
侠白尺泽孔最存，列缺经渠太渊涉，
鱼际少商如韭叶。

手阳明大肠经穴

手阳明穴起商阳，二间三间合谷藏，
阳溪偏历温溜长，下廉上廉手三里，
曲池肘髎五里近，臂臑肩髃巨骨当，
天鼎扶突禾髎接，鼻旁五分号迎香。

足阳明胃经穴

四十五穴足阳明，承泣四白巨髎经，
地仓大迎下颊车，下关头维对人迎，
水突气舍连缺盆，气户库房屋翳屯，
膺窗乳中延乳根，不容承满梁门起，
关门太乙滑肉门，天枢外陵大巨存，
水道归来气冲坎，髀关伏兔走阴市，
梁丘犊鼻足三里，上巨虚连条口位，
下巨虚跳上丰隆，解溪冲阳陷谷中，
内庭厉兑经穴终。

足太阴脾经穴

二十一穴脾中州，隐白在足大指头，
大都太白公孙盛，商丘三阴交可求，
漏谷地机阴陵穴，血海箕门冲门开，
府舍腹结大横排，腹哀食窦连天溪，
胸乡周荣大包随。

手少阴心经穴

九穴午时手少阴，极泉青灵少海深，
灵道通里阴郄随，神门少府少冲寻。

手太阳小肠经

手太阳穴一十九，少泽前谷后溪收，
腕骨阳谷养老绳，支正小海外辅肘，
肩贞臑俞接天宗，髎外秉风曲垣首，
肩外俞连肩中俞，天窗乃与天容偶，
锐骨之端上颧髎，听宫耳前珠上走。

足太阳膀胱经

足太阳经六十七，睛明目内红肉藏，
攒竹眉冲与曲差，五处上寸半承光，
通天络却玉枕昂，天柱后际大筋外，
大杼背部第二行，风门肺俞厥阴四，
心俞督俞膈俞强，肝胆脾胃俱挨次，

147

第一篇 基础篇

医海拾贝

三焦肾气海大肠，关元小肠到膀胱，
中膂白环仔细量，自从大杼至白环，
各各节外半寸长，上髎次髎中复下，
一空二空腰髁当，会阳阴尾骨外取，
附分侠脊第三行，魄户膏肓与神堂，
噫嘻膈关魂门九，阳纲意舍仍胃仓，
肓门志室胞育续，二十椎下秩边场，
承扶臀横纹中央，殷门浮郄到委阳，
委中合阳承筋是，承山飞扬踝跗阳，
昆仑仆参连申脉，金门京骨束骨忙，
通谷至阴小指旁。

足少阴肾经穴

足少阴穴二十七，涌泉然谷太溪溢，
大钟水泉通照海，复溜交信筑宾实，
阴谷膝内跗骨后，以上从足走至膝。
横骨大赫连气穴，四满中注肓俞脐，
商曲石关阴都密，通谷幽门寸半辟，
折量腹上分十一，步廊神封膺灵墟，
神藏彧中俞府毕。

手厥阴心包经穴

九穴心包手厥阴，天池天泉曲泽深，
郄门间使内关对，大陵劳宫中冲侵。

手少阳三焦经穴

二十三穴手少阳，关冲液门中渚旁，
阳池外关支沟正，会宗三阳四渎长，
天井清冷渊消泺，臑会肩髎天髎堂，
天牖翳风瘈脉青，颅息角孙耳门香，
和髎前接丝竹空。

足少阳胆经穴

少阳足经瞳子髎，四十四穴行迢迢，
听会上关颔厌集，悬颅悬厘曲鬓翘，
率谷天冲浮白次，窍阴完骨本神邀，
阳白临泣目窗辟，正营承灵脑空摇，
风池肩井渊液部，辄筋日月京门标，
带脉五枢维道续，居髎环跳风市招，
中渎阳关阳陵穴，阳交外丘光明宵，
阳辅悬钟丘墟外，足临泣地五侠溪，
第四指端窍阴毕。

足厥阴肝经穴

一十三穴足厥阴，大敦行间太冲侵，
中封蠡沟中都近，膝关曲泉阴包临，
五里阴廉急脉穴，章门常对期门深。

督脉经穴

督脉中行二十七，长强腰俞阳关密，

命门悬枢接脊中，筋缩至阳灵台逸，

神道身柱陶道长，大椎平肩二十一，

哑门风府脑户深，强间后顶百会率，

前顶囟会上星圆，神庭素髎水沟窟，

兑端开口唇中央，龈交唇内任督毕。

任脉经穴

任脉三八起会阴，曲骨中极关元锐，

石门气海阴交仍，神阙水分下脘配，

建里中上脘相连，巨阙鸠尾蔽骨下，

中庭膻中慕玉堂，紫宫华盖璇玑夜，

天突结喉是廉泉，唇下宛宛承浆舍。

　　*注：以十四经各经为纲目编写经穴歌，突出腧穴与经脉的密切联系，首见于元代滑寿所著《十四经发挥》，后《针灸聚英》虽完整收载了滑寿十四经穴歌，但对其部分经穴的排列顺序及定位做了相应的调整。后代医家又根据经络腧穴理论的认识，将其内容得到不断完善。

4.针灸特定穴歌

五输穴歌

少商鱼际与太渊，经渠尺泽肺相连。

商阳二三间合谷，阳溪曲池大肠牵。

厉兑内庭陷谷胃，冲阳解溪三里随；

隐白大都太白脾，商丘阴陵泉要知。
少冲少府属于心，神门灵道少海寻；
少泽前谷后溪腕，阳谷小海小肠经。
至阴通谷束京骨，昆仑委中膀胱知；
涌泉然谷与太溪，复溜阴谷肾所宜。
中冲劳宫心包络，大陵间使传曲泽；
关冲液门中渚焦，阳池支沟天井索。
窍阴侠溪临泣胆，丘墟阳辅阳陵泉；
大敦行间太冲看，中封曲泉属于肝。

十二原穴歌

阴经原穴以输代，阳经原穴在输外。
肺原太渊大合谷，脾原太白胃冲阳。
心原神门小腕骨，肾原太溪膀京骨。
心包大陵焦阳池，肝原太冲胆丘墟。

十五络穴歌

肺络列缺偏大肠，胃络丰隆脾公孙。
心络通里小支正，膀胱飞扬肾大钟。
心包内关焦外关，肝络蠡沟胆光明。
脾之大络是大包，任络鸠尾督长强。

十二募穴歌

天枢大肠肺中府，关元小肠巨阙心，
中极膀胱京门肾，胆日月肝期门寻，
脾募章门胃中脘，气化三焦石门针，

心包募穴何处取，胸前膻中觅浅深。

十二背俞穴歌

三椎肺俞厥阴四，心五肝九十胆俞，
十一脾俞十二胃，十三三焦椎旁居，
肾俞却与命门平，十四椎外穴是真，
大肠十六小十八，膀胱俞与十九平。

十六郄穴歌

郄是孔隙义，气血深藏聚，
病症反应点，临床能救急。
阳维系阳交，阴维筑宾居。
阳跷走跗阳，阴跷交信毕。
肺郄孔最大温溜，脾郄地机胃梁丘。
心郄阴郄小养老，肝郄中都胆外丘。
心包郄门焦会宗，胱金门肾水泉求。

下合穴歌

胃经下合三里乡，上下巨虚大小肠，
膀胱当合委中穴，三焦下合属委阳，
胆经之合阳陵泉，腑病用之效必彰。

八会穴歌

脏会章门腑中脘，髓筋绝骨阳陵泉，
骨会大杼脉太渊，血会膈俞气膻中。

八脉交会穴歌

公孙冲脉胃心胸，内关阴维下总同，

临泣胆经连带脉，阳维目锐外关逢，

后溪督脉内眦颈，申脉阳跷络亦通，

列缺任脉行肺系，阴跷照海膈喉咙。

5. 针灸临床歌赋

四总穴歌

肚腹三里留，腰背委中求，

头项寻列缺，面口合谷收。

行针指要歌

或针风，先向风府百会中；

或针水，水分夹脐上边取；

或针结，针着大肠泄水穴；

或针劳，须向膏肓及百劳；

或针虚，气海、丹田、委中奇；

或针气，膻中一穴分明记；

或针嗽，肺俞、风门须用灸；

或针痰，先针中脘、三里间；

或针吐，中脘、气海、膻中补；

翻胃吐食一般医，针中有妙少人知。

*注：四总穴原载于明代朱权所著的《乾坤生意》，以后《针灸聚英》《针灸大全》《杨敬斋针灸全书》《针灸大成》都将它收入书中。行针指要歌首载于《针灸聚英》，后被《针灸大成》转载。

第二篇

经典篇

一、《黄帝内经》

【导读】

《黄帝内经》分《灵枢》《素问》两部分，是中国最早的医学典籍，中医学四大经典著作之一。《黄帝内经》奠定了人体生理、病理、诊断以及治疗的认识基础，是中国影响极大的一部医学著作，被称为医之始祖。

【原文】

1.《素问》条文精选

上古天真论

昔在黄帝，生而神灵，弱而能言，幼而徇齐，长而敦敏，成而登天。

乃问于天师曰：余闻上古之人，春秋皆度百岁，而动作不衰；今时之人，年半百而动作皆衰者，时世异耶？人将失之耶？

岐伯对曰：上古之人，其知道者，法于阴阳，和于术数，食饮有节，起居有常，不妄作劳，故能形与神俱，而尽终其天年，度百岁乃去。

今时之人不然也，以酒为浆，以妄为常，醉以入房，以欲竭其精，以耗散其真，不知持满，不时御神，务快其心，逆于生乐，起居无节，故半百而衰也。

夫上古圣人之教下也，皆谓之虚邪贼风，避之有时，恬惔虚无，真气从之，精神内守，病安从来。

是以志闲而少欲，心安而不惧，形劳而不倦，气从以顺，各从其欲，皆得所愿。

故美其食，任其服，乐其俗，高下不相慕，其民故曰朴。

是以嗜欲不能劳其目，淫邪不能惑其心，愚智贤不肖，不惧于物，故合于道。

所以能年皆度百岁而动作不衰者，以其德全不危也。

帝曰：人年老而无子者，材力尽邪？将天数然也？

岐伯曰：女子七岁，肾气盛，齿更发长。

二七而天癸至，任脉通，太冲脉盛，月事以时下，故有子。

三七，肾气平均，故真牙生而长极。

四七，筋骨坚，发长极，身体盛壮。

五七，阳明脉衰，面始焦，发始堕。

六七，三阳脉衰于上，面皆焦，发始白。

七七，任脉虚，太冲脉衰少，天癸竭，地道不通，故形坏而无子也。

丈夫八岁，肾气实，发长齿更。

二八，肾气盛，天癸至，精气溢泻，阴阳和，故能有子。

三八，肾气平均，筋骨劲强，故真牙生而长极。

四八，筋骨隆盛，肌肉满壮。

五八，肾气衰，发堕齿槁。

六八，阳气衰竭于上，面焦，发鬓颁白。

七八，肝气衰，筋不能动。

八八，天癸竭，精少，肾脏衰，形体皆极，则齿发去。

肾者主水，受五脏六腑之精而藏之，故五脏盛，乃能泻。

今五脏皆衰，筋骨解堕，天癸尽矣，故发鬓白，身体重，行步不正，而无子耳。

帝曰：有其年已老，而有子者，何也？

岐伯曰：此其天寿过度，气脉常通，而肾气有余也。此虽有子，男子不过尽八八，女子不过尽七七，而天地之精气皆竭矣。

帝曰：夫道者年皆百岁，能有子乎？

岐伯曰：夫道者能却老而全形，身年虽寿，能生子也。

黄帝曰：余闻上古有真人者，提挈天地，把握阴阳，呼吸精气，独立守神，肌肉若一，故能寿敝天地，无有终时，此其道生。

中古之时，有至人者，淳德全道，和于阴阳，调于四时，去世离俗，积精全神，游行天地之间，视听八达之外，此盖益其寿命而强者也，亦归于真人。

其次有圣人者，处天地之和，从八风之理，适嗜欲于世俗之间，无恚嗔之心，行不欲离于世，被服章，举不欲观于俗，外不劳形于事，内无思想之患，以恬愉为务，以自得为功，形体不敝，精神不散，亦可以百数。

其次有贤人者，法则天地，象似日月，辨列星辰，逆从阴阳，分别四时，将从上古合同于道，亦可使益寿而有极时。

四气调神大论

春三月，此为发陈。天地俱生，万物以荣，夜卧早起，广步于庭，被发缓形，以使志生，生而勿杀，予而勿夺，赏而勿罚，此春气之应，养生之道也；逆之则伤肝，夏为寒变，奉长者少。

夏三月，此为蕃秀。天地气交，万物华实，夜卧早起，无厌于日，使志勿怒，使华英成秀，使气得泄，若所爱在外，此夏气之应，养长之道也；逆之则伤心，秋为痎疟，奉收者少，冬至重病。

秋三月，此谓容平。天气以急，地气以明，早卧早起，与鸡俱兴，使志安宁，以缓秋刑，收敛神气，使秋气平，无外其志，使肺气清，此秋气之应，养收之道也；逆之则伤肺，冬为飧泄，奉藏者少。

冬三月，此为闭藏。水冰地坼，无扰乎阳，早卧晚起，必待日光，使志若伏若匿，若有私意，若已有得，去寒就温，无泄皮肤，使气亟夺。此冬气之应，养藏之道也；逆之则伤肾，春为痿厥，奉生者少。

天气清净光明者也；藏德不止故不下也。

天明则日月不明，邪害空窍。

阳气者闭塞，地气者冒明，云雾不精，则上应白露不下。

交通不表，万物命故不施，不施则名木多死。

恶气不发，风雨不节，白露不下，则菀槁不荣。

贼风数至，暴雨数起，天地四时不相保，与道相失，则未央绝灭。

唯圣人从之，故身无奇病，万物不失，生气不竭。

逆春气则少阳不生，肝气内变。

逆夏气则太阳不长，心气内洞。

逆秋气则太阴不收，肺气焦满。

逆冬气则少阴不藏，肾气独沉。

夫四时阴阳者，万物之根本也。所以圣人春夏养阳，秋冬养阴，以从其根；故与万物沉浮于生长之门。逆其根则伐其本，坏其真矣。

故阴阳四时者，万物之终始也；死生之本也；逆之则灾害生，从之则苛疾不起，是谓得道。

道者，圣人行之，愚者佩之。从阴阳则生，逆之则死；从之则治，逆之则乱。反顺为逆，是谓内格。

是故圣人不治已病，治未病；不治已乱，治未乱，此之谓也。夫病已成而后药之，乱已成而后治之，譬犹渴而穿井，斗而铸锥，不亦晚乎？

生气通天论

黄帝曰：夫自古通天者，生之本，本于阴阳。

天地之间，六合之内，其气九州、九窍、五脏十二节，皆通乎天气。

其生五，其气三，数犯此者，则邪气伤人，此寿命之本也。

苍天之气，清静则志意治，顺之则阳气固，虽有贼邪，弗能害也，此因时之序。

故圣人抟精神，服天气而通神明。失之则内闭九窍，外壅肌肉，卫气散解，此谓自伤，气之削也。

阳气者，若天与日，失其所，则折寿而不彰。故天运当以日光明。是故阳因而上，卫外者也。

因于寒，欲如运枢，起居如惊，神气乃浮。

因于暑，汗，烦则喘喝，静则多言，体若燔炭，汗出而散。

因于湿，首如裹，湿热不攘，大筋緛短，小筋弛长。緛短为拘，弛长为痿。

因于气，为肿，四维相代，阳气乃竭。

阳气者，烦劳则张，精绝，辟积于夏，使人煎厥；目盲不可以视，耳闭不可以听，溃溃乎若坏都，汩汩乎不可止。

阳气者，大怒则形气绝而血菀于上，使人薄厥。

有伤于筋，纵，其若不容。

汗出偏沮，使人偏枯。

汗出见湿，乃生痤疿。

膏粱之变，足生大丁，受如持虚。

劳汗当风，寒薄为皶，郁乃痤。

阳气者，精则养神，柔则养筋。

开阖不得，寒气从之，乃生大偻。

陷脉为瘘，留连肉腠，俞气化薄，传为善畏，及为惊骇。

营气不从，逆于肉理，乃生痈肿。

魄汗未尽，形弱而气烁，穴俞以闭，发为风疟。

故风者，百病之始也，清静则肉腠闭拒，虽有大风苛毒，弗之能害，此因时之序也。

故病久则传化，上下不并，良医弗为。

故阳畜积病死，而阳气当隔。隔者当泻，不亟正治，粗乃败之。

故阳气者，一日而主外。平旦人气生，日中而阳气隆，日西而阳气已虚，气门乃闭。

是故暮而收拒，无扰筋骨，无见雾露，反此三时，形乃困薄。

岐伯曰：阴者，藏精而起亟也，阳者，卫外而为固也。

阴不胜其阳，则脉流薄疾，并乃狂。阳不胜其阴，则五脏气争，九窍不通。

是以圣人陈阴阳，筋脉和同，骨髓坚固，气血皆从。如是则内外调和，邪不能害，耳目聪明，气立如故。

风客淫气，精乃亡，邪伤肝也。

因而饱食，筋脉横解，肠澼为痔。

因而大饮，则气逆。

因而强力，肾气乃伤，高骨乃坏。

凡阴阳之要，阳密乃固，两者不和，若春无秋，若冬无夏。因而和之，是谓圣度。

故阳强不能密，阴气乃绝。

阴平阳秘，精神乃治；阴阳离决，精气乃绝。

因于露风，乃生寒热。

是以春伤于风，邪气留连，乃为洞泄。

夏伤于暑，秋为痎疟。

秋伤于湿，上逆而咳，发为痿厥。

冬伤于寒，春必温病。

四时之气，更伤五脏。

阴之所生，本在五味；阴之五宫，伤在五味。

是故味过于酸，肝气以津，脾气乃绝。

味过于咸，大骨气劳，短肌，心气抑。

味过于甘，心气喘满，色黑，肾气不衡。

味过于苦，脾气不濡，胃气乃厚。

味过于辛，筋脉沮弛，精神乃央。

是故谨和五味，骨正筋柔，气血以流，腠理以密，如是则骨气以精。谨道如法，长有天命。

金匮真言论（节选）

故春善病鼽衄，仲夏善病胸胁，长夏善病洞泄寒中，秋善病风疟，冬善痹厥。

故冬不按跷，春不鼽衄；春不病颈项，仲夏不病胸胁；长夏不病洞泄寒中，秋不病风疟，冬不病痹厥，飧泄而汗出也。

夫精者，身之本也。故藏于精者，春不病温。夏暑汗不出者，秋成风疟，此平人脉法也。

故曰：阴中有阴，阳中有阳。平旦至日中，天之阳，阳中之阳也；日中至黄昏，天之阳，阳中之阴也；合夜至鸡鸣，天之阴，阴中之阴也；鸡鸣至平旦，天之阴，阴中之阳也。

故人亦应之，夫言人之阴阳，则外为阳，内为阴。言人身之阴阳，则背为阳，腹为阴。言人身之脏腑中阴阳，则脏者为阴，腑者为阳。肝、心、脾、肺、肾，五脏皆为阴，胆、胃、大肠、小肠、膀胱、三焦，六腑皆为阳。

所以欲知阴中之阴，阳中之阳者，何也？为冬病在阴，夏病在阳，春病在阴，秋病在阳，皆视其所在，为施针石也。

故背为阳，阳中之阳，心也；背为阳，阳中之阴，肺也；腹为阴，阴中之阴，肾也，阴中之阳，肝也；腹为阴，阴中之至阴，脾也。

此皆阴阳、表里、内外、雌雄，相输应也。故以应天之阴阳也。

帝曰：五脏应四时，各有收受乎？

岐伯曰：有。

东方青色，入通于肝，开窍于目，藏精于肝。其病发惊骇，其味酸，其类草木，其畜鸡，其谷麦，其应四时，上为岁星，是以春气在头也。其音角，其数八，是以知病之在筋也，其臭臊。

南方赤色，入通于心，开窍于耳，藏于心，故病在五脏。其味苦，其类火，其畜羊，其谷黍，其应四时，上为荧惑星。是以知病之在脉也。其音徵，其数七，其臭焦。

中央黄色，入通于脾，开窍于口，藏精于脾，故病在舌本。其味甘，其类土，其畜牛，其谷稷，其应四时，上为镇星。是以知病之在肉也。其音宫，其数五，其臭香。

西方白色，入通于肺，开窍于鼻，藏精于肺，故病背。其味辛，其类金，其畜马，其谷稻，其应四时，上为太白星。是以知病之在皮毛也。其音商，其数九，其臭腥。

北方黑色，入通于肾，开窍于二阴，藏精于肾，故病在谿。其味咸，其类水，其畜彘，其谷豆，其应四时，上为辰星。是以知病之在骨也。其音羽，其数六，其臭腐。

故善为脉者，谨察五脏六腑，一逆一从，阴阳表里，雌雄之纪，藏之心意，合心于精，非其人勿教，非其真勿授，是谓得道。

阴阳应象大论

黄帝曰：阴阳者，天地之道也，万物之纲纪，变化之父母，生杀之本始，神明之府也。

治病必求于本。

故积阳为天，积阴为地。阴静阳燥，阳生阴长，阳杀阴藏，阳化气，阴成形。

寒极生热，热极生寒，寒气生浊，热气生清。清气在下，则生飧泄；浊气在上，则生（"月真"造一字）胀。此阴阳反作，病之逆从也。

故清阳为天，浊阴为地；地气上为云，天气下为雨；雨出地气，云出天气。

故清阳出上窍，浊阴出下窍；清阳发腠理，浊阴走五脏；清阳实四肢，浊阴归六腑。

水为阴，火为阳；阳为气，阴为味。

味归形，形归气，气归精，精归化，精食气，形食味，化生精，气生形。

味伤形，气伤精；精化为气，气伤于味。

阴味出下窍；阳气出上窍。

味厚者为阴，薄为阴之阳。气厚者为阳，薄为阳之阴。

味厚则泄，薄则通。气薄则发泄，厚则发热。

壮火之气衰，少火之气壮。壮火食气，气食少火。壮火散气，少火生气。

气味，辛甘发散为阳，酸苦涌泄为阴。

阴胜则阳病，阳胜则阴病。阳胜则热，阴胜则寒。重寒则热，重热则寒。

寒伤形，热伤气。气伤痛，形伤肿。故先痛而后肿者，气伤形也，先肿而后痛者，形伤气也。

风胜则动，热胜则肿，燥胜则干，寒胜则浮，湿胜则濡泻。

天有四时五行，以生长收藏，以生寒暑燥湿风。人有五脏化五气，以生喜怒悲忧恐。

故喜怒伤气，寒暑伤形。

暴怒伤阴，暴喜伤阳。

厥气上行，满脉去形。

喜怒不节，寒暑过度，生乃不固。

故重阴必阳，重阳必阴。

故曰：冬伤于寒，春必温病；春伤于风，夏生飧泄；夏伤于暑，秋必痎疟；秋伤于湿，冬生咳嗽。

帝曰：余闻上古圣人，论理人形，列别脏腑，端络经脉，会通六合，各从其经，气穴所发，各有处名，溪谷属骨，皆有所起。分部逆从，各有条理。四时阴阳，尽有经纪。外内之应，皆有表里，其信然乎。

岐伯对曰：

东方生风，风生木，木生酸，酸生肝，肝生筋，筋生心，肝主目。其在天为玄，在人为道，在地为化。化生五味，道生智，玄生神，神在天为风，在地为木，在体为筋，在脏为肝。在色为苍，在音为角，在声为呼，在变动为握，在窍为目，在味为酸，在志为怒。怒伤肝，悲胜怒，风伤筋，燥胜风，酸伤筋，辛胜酸。

南方生热，热生火，火生苦，苦生心，心生血，血生脾，心主舌。其在天为热，在地为火，在体为脉，在脏为心，在色为赤，在音为徵，在声为笑，在变动为忧，在窍为舌，在味为苦，在志为喜。喜伤心，恐胜喜，热伤气，寒胜热，苦伤气，咸胜苦。

中央生湿，湿生土，土生甘，甘生脾，脾生肉，肉生肺，脾主口。其在天为湿，在地为土，在体为肉，在脏为脾，在色为黄，在音为宫，在声为歌，在变动为哕，在窍为口，在味为甘，在志为思。思伤脾，怒胜思，湿伤肉，风胜湿，甘伤肉，酸胜甘。

西方生燥，燥生金，金生辛，辛生肺，肺生皮毛，皮毛在肾，肺主鼻。其在天为燥，在地为金，在体为皮毛，在脏为肺，在色为白，在音为商，在声为哭，在变动为咳，在窍为鼻，在味为辛，在志为忧。忧伤肺，喜胜忧，热伤皮毛，寒胜热，辛伤皮毛，苦胜辛。

北方生寒，寒生水，水生咸，咸生肾，肾生骨髓，髓生肝，肾主耳。其在天为寒，在地为水，在体为骨，在脏为肾，在色为黑，在音为羽，在声为呻，在变动为栗，在窍为耳，在味为咸，在志为恐。恐伤肾，思胜恐，寒伤血，燥胜寒，咸伤血，甘胜咸。

故曰：天地者，万物之上下也；阴阳者，血气之男女也；左右者，阴阳之道路也；水火者，阴阳之征兆也；阴阳者，万物之能始也。

故曰：阴在内，阳之守也，阳在外，阴之使也。

帝曰：法阴阳奈何？

岐伯曰：阳盛则身热，腠理闭，喘麤为之俛抑，汗不出而热，齿干，以烦冤腹满死，能冬不能夏。

阴胜则身寒，汗出身长清，数栗而寒，寒则厥，厥则腹满死，能夏不能冬。此阴阳更胜之变，病之形能也。

帝曰：调此二者，奈何？岐伯曰：能知七损八益，则二者可调，不知用此，则早衰之节也。

年四十，而阴气自半也，起居衰矣。年五十，体重，耳目不聪明矣。年六十，阴痿，气大衰，九窍不利，下虚上实，涕泣俱出矣。

故曰：知之则强，不知则老，故同出而名异耳。智者察同，愚者察异，愚者不足，智者有余，有余而耳目聪明，身体轻强，老者复壮，壮者益治。

是以圣人为无为之事，乐恬憺之能，从欲快志于虚无之守，故寿命无穷，与天地终，此圣人之治身也。

天不足西北，故西北方阴也，而人右耳目不如左明也。地不满东南，故东南方阳也，而人左手足不如右强也。

帝曰：何以然？岐伯曰：东方阳也，阳者其精并于上，并于上则上明而下虚，故使耳目聪明而手足不便。西方阴也，阴者其精并于下，并于下则下盛而上虚，故其耳目不聪明而手足便也。故俱感于邪，其在上则右甚，在下则左甚，此天地阴阳所不能全也，故邪居之。

故天有精，地有形，天有八纪，地有五理，故能为万物之父母。

清阳上天，浊阴归地，是故天地之动静，神明为之纲纪，故能以生长收藏，终而复始。

惟贤人上配天以养头，下象地以养足，中傍人事以养五脏。

天地通于肺，地气通于嗌，风气通于肝，雷气通于心，谷气通于脾，雨气通于肾。

六经为川，肠胃为海，九窍为水注之气。

以天地为之阴阳，阳之汗以天地之雨名之；阳之气以天地之疾风名之。暴气象雷，逆气象阳。

故治不法天之纪，不用地之理，则灾害至矣。

故邪风之至，疾如风雨，故善治者治皮毛，其次治肌肤，其次治筋脉，其次治六腑，其次治五脏。治五脏者，半死半生也。

故天之邪气，感则害人五脏；水谷之寒热，感则害于六腑；地之湿气，感则害皮肉筋脉。

故善用针者，从阴引阳，从阳引阴，以右治左，以左治右，以我知彼，以表知里，以观过与不及之理，见微得过，用之不殆。

善诊者，察色按脉，先别阴阳，审清浊而知部分；视喘息，听音声，而知所苦；观权衡规矩，而知病所主；按尺寸，观浮沉滑涩，而知病所生。以治无过，以诊则不失矣。

故曰：病之始起也，可刺而已；其盛，可待衰而已。

故因其轻而扬之，因其重而减之，因其衰而彰之。

形不足者，温之以气；精不足者，补之以味。

其高者，因而越之；其下者，引而竭之；中满者，泻之于内。

其有邪者，渍形以为汗；其在皮者，汗而发之；其慓悍者，按而收之，其实者，散而泻之。

审其阴阳，以别柔刚。阳病治阴，阴病治阳。定其血气，各守其乡。

血实宜决之，气虚宜掣引之。

阴阳离合论第七（节选）

阴阳者，数之可十，推之可百，数之可千，推之可万，万之大不可胜数，然其要一也。

是故三阳之离合也：太阳为开，阳明为阖，少阳为枢。

是故三阴之离合也，太阴为开，厥阴为阖，少阴为枢。

灵兰秘典论第八

黄帝问曰：愿闻十二脏之相使，贵贱何如？

岐伯对曰：悉乎哉问也。请遂言之！

心者，君主之官也，神明出焉。肺者，相傅之官，治节出焉。

肝者，将军之官，谋虑出焉。胆者，中正之官，决断出焉。

膻中者，臣使之官，喜乐出焉。脾胃者，仓廪之官，五味出焉。

大肠者，传道之官，变化出焉。小肠者，受盛之官，化物出焉。

肾者，作强之官，伎巧出焉。三焦者，决渎之官，水道出焉。

膀胱者，州都之官，津液藏焉，气化则能出矣。凡此十二官者，不得相失也。

故主明则下安，以此养生则寿，殁世不殆，以为天下则大昌。主不明则十二官危，使道闭塞而不通，形乃大伤，以此养生则殃，以为天下者，其宗大危，戒之戒之。

至道在微，变化无穷，孰知其原。窘乎哉，肖者瞿瞿，孰知其要。闵闵之当，孰者为良。恍惚之数，生于毫厘，毫厘之数，起于度量，千之万之，可以益大，推之大之，其形乃制。

黄帝曰：善哉，余闻精光之道，大圣之业，而宣明大道，非斋戒择吉日不敢受也。黄帝乃择吉日良兆，而藏灵兰之室，以传保焉。

六节藏象论第九（节选）

黄帝问曰：余闻天以六六之节，以成一岁，人以九九制会，计人亦有三百六十五节，以为天地久矣。不知其所谓也？

岐伯对曰：昭乎哉问也，请遂言之！夫六六之节，九九制会者，所以正天之度，气之数也。天度者，所以制日月之行也，气数者，所以纪化生之用也。

天为阳，地为阴；日为阳，月为阴；行有分纪，周有道理。日行一度，月行十三度而有奇焉。故大小月三百六十五日而成岁，积气余而盈闰矣。立端于始，表正于中，推余于终，而天度毕矣。

帝曰：余已闻天度矣。愿闻气数，何以合之？

岐伯曰：天以六六为节，地以九九制会，天有十日，日六竟而周甲，甲六复而终岁，三百六十日法也。

夫自古通天者，生之本，本于阴阳。其气九州九窍，皆通乎天气。故其生五，其气三。三而成天，三而成地，三而成人，三而三之，合则为九。九分为九野，九野为九脏；故形脏四，神脏五，合为九脏以应之也。

岐伯曰：五日谓之候，三候谓之气，六气谓之时，四时谓之岁，而各从其主治焉。五运相袭而皆治之，终期之日，周而复始，时立气布，如环无端，候亦同法。故曰不知年之所加，气之盛衰，虚实之所起，不可以为工矣。

帝曰：善。余闻气合而有形，因变以正名。天地之运，阴阳之化，其于万物孰少孰多，可得闻乎？

岐伯曰：悉哉问也，天至广，不可度，地至大，不可量。大神灵问，请陈其方。草生五色，五色之变，不可胜视，草生五味，五味之美不可胜极，嗜欲不同，各有所通。天食人以五气，地食人以五味。五气入鼻，藏于心肺，上使五色修明，音声能彰；五味入口，藏于肠胃，味有所藏，以养五气，气和而生，津液相成，神乃自生。

帝曰：藏象何如？

岐伯曰：心者，生之本，神之变也；其华在面，其充在血脉，为阳中之太阳，通于夏气。

肺者，气之本，魄之处也；其华在毛，其充在皮，为阳中之太阴，通于秋气。

肾者，主蛰，封藏之本，精之处也；其华在发，其充在骨，为阴中之少阴，通于冬气。

肝者，罢极之本，魂之居也；其华在爪，其充在筋，以生血气，其味酸，其色苍，此为阳中之少阳，通于春气。

脾、胃、大肠、小肠、三焦、膀胱者，仓廪之本，营之居也，名曰器，能化糟粕，转味而入出者也，其华在唇四白，其充在肌，其味甘，其色黄，此至阴之类，通于土气。凡十一脏，取决于胆也。

五脏生成第十（节选）

心之合脉也，其荣色也，其主肾也。

肺之合皮也，其荣毛也，其主心也。

肝之合筋也，其荣爪也，其主肺也。

脾之合肉也，其荣唇也，其主肝也。

肾之合骨也，其荣发也，其主脾也。

是故多食咸，则脉凝泣而变色；多食苦，则皮槁而毛
拔；多食辛，则筋急而爪枯；多食酸，则肉胝胎而唇揭；
多食甘，则骨痛而发落，此五味之所伤也。故心欲苦，肺
欲辛，肝欲酸，脾欲甘，肾欲咸，此五味之所合也。

五脏之气，故色见青如草兹者死，黄如枳实者死，黑
如（火台）者死，赤如衃血者死，白如枯骨者死，此五色
之见死也。青如翠羽者生，赤如鸡冠者生，黄如蟹腹者生，
白如豕膏者生，黑如乌羽者生，此五色之见生也。生于心，
如以缟裹朱。生于肺，如以缟裹红。生于肝，如以缟裹绀。
生于脾，如以缟裹栝楼实。生于肾，如以缟裹紫。此五脏
所生之外荣也。

诸脉者，皆属于目；诸髓者，皆属于脑；诸筋者，皆
属于节；诸血者，皆属于心；诸气者，皆属于肺，此四肢
八溪之朝夕也。故人卧血归于肝，肝受血而能视，足受血
而能步，掌受血而能握，指受血而能摄。卧出而风吹之，
血凝于肤者为痹，凝于脉者为泣，凝于足者为厥。此三者，
血行而不得反其空，故为痹厥也。

五脏别论第十一

黄帝问曰：余闻方士，或以脑髓为脏，或以肠胃为脏，或以为腑。敢问更相反，皆自谓是，不知其道，愿闻其说。

岐伯对曰：脑、髓、骨、脉、胆、女子胞，此六者，地气之所生也。皆脏于阴而象于地，故藏而不泻，名曰奇恒之府。

夫胃、大肠、小肠、三焦、膀胱，此五者天气之所生也，其气象天，故泻而不藏。此受五脏浊气，名曰传化之府，此不能久留，输泻者也。

魄门亦为五脏使，水谷不得久藏。

所谓五脏者，藏精气而不泻也，故满而不能实。

六腑者，传化物而不藏，故实而不能满也。所以然者，水谷入口则胃实而肠虚，食下则肠实而胃虚。

故曰实而不满，满而不实也。

帝曰：气口何以独为五脏之主？岐伯说：胃者水谷之海，六腑之大源也。五味入口，藏于胃以养五脏气，气口亦太阴也，是以五脏六腑之气味，皆出于胃，变见于气口。故五气入鼻，藏于心肺，心肺有病，而鼻为之不利也。

凡治病必察其上下，适其脉，观其志意，与其病能。

拘于鬼神者，不可与言至德；恶于针石者，不可与言至巧。病不许治者，病必不治，治之无功矣。

异法方宜论第十二

黄帝问曰：医之治病也，一病而治各不同，皆愈何也？岐伯对曰：地势使然也。

故东方之域，天地之所始生也。鱼盐之地，海滨傍水，其民食鱼而嗜咸，皆安其处，美其食。鱼者使人热中，盐者胜血，故其民皆黑色疏理。其病皆为痈疡，其治宜砭石。故砭石者，亦从东方来。

西方者，金玉之域，沙石之处，天地之所收引也。其民陵居而多风，水土刚强，其民不衣而褐荐，其民华食而脂肥，故邪不能伤其形体，其病生于内，其治宜毒药。故毒药者亦从西方来。

北方者，天地所闭藏之域也。其地高陵居，风寒冰冽，其民乐野处而乳食，脏寒生满病，其治宜灸焫。故灸焫者，亦从北方来。

南方者，天地所长养，阳之所盛处也。其地下，水土弱，雾露之所聚也。其民嗜酸而食胕，故其民皆致理而赤色，其病挛痹，其治宜微针。故九针者，亦从南方来。

中央者，其地平以湿，天地所以生万物也众。其民食杂而不劳，故其病多痿厥寒热。其治宜导引按蹻，故导引按蹻者，亦从中央出也。

故圣人杂合以治，各得其所宜，故治所以异而病皆愈者，得病之情，知治之大体也。

移精变气论第十三

黄帝问曰：余闻古之治病，惟其移精变气，可祝由而已。今世治病，毒药治其内，针石治其外，或愈或不愈，何也？

岐伯对曰：往古人居禽兽之间，动作以避寒，阴居以避暑，内无眷慕之累，外无伸宦之形，此恬淡之世，邪不能深入也。故毒药不能治其内，针石不能治其外，故可移精祝由而已。

当今之世不然，忧患缘其内，苦形伤其外，又失四时之从，逆寒暑之宜。贼风数至，虚邪朝夕，内至五脏骨髓，外伤空窍肌肤，所以小病必甚，大病必死。故祝由不能已也。

帝曰：善。余欲临病人，观死生，决嫌疑，欲知其要，如日月光，可得闻乎？岐伯曰：色脉者，上帝之所贵也，先师之所传也。

上古使僦贷季理色脉而通神明，合之金木水火土，四时八风六合，不离其常，变化相移，以观其妙，以知其要，欲知其要，则色脉是矣。

色以应日，脉以应月，常求其要，则其要也。夫色之变化以应四时之脉，此上帝之所贵，以合于神明也。所以远死而近生，生道以长，命曰圣王。

中古之治病，至而治之，汤液十日，以去八风五痹之病。十日不已，治以草苏草荄之枝，本末为助，标本已得，邪气乃服。

暮世之病也，则不然，治不本四时，不知日月，不审逆从，病形已成，乃欲微针治其外，汤液治其内，粗工兇兇，以为可攻，故病未已，新病复起。

帝曰：愿闻要道。岐伯曰：治之要极，无失色脉，用之不惑，治之大则。逆从倒行，标本不得，亡神失国。去故就新，乃得真人。

帝曰：余闻其要于夫子矣，夫子言不离色脉，此余之所知也。岐伯曰：治之极于一。帝曰：何谓一？岐伯曰：

一者因得之。帝曰：奈何？岐伯曰：闭户塞牖，系之病者，数问其情，以从其意，得神者昌，失神者亡。帝曰：善。

汤液醪醴论第十四（节选）

帝曰：上古圣人作汤液醪醴，为而不用何也？岐伯曰：自古圣人之作汤液醪醴者，以为备耳！夫上古作汤液，故为而弗服也。中古之世，道德稍衰，邪气时至，服之万全。

帝曰：其有不从毫毛而生，五脏阳以竭也，津液充郭，其魄独居，孤精于内，气耗于外，形不可与衣相保，此四极急而动中，是气拒于内而形施于外，治之奈何？

岐伯曰：平治于权衡，去宛陈莝，微动四极，温衣，缪刺其处，以复其形。开鬼门，洁净府，精以时服；五阳已布，疏涤五脏，故精自生，形自盛，骨肉相保，巨气乃平。帝曰：善。

玉版论要第十五（节选）

黄帝问曰：余闻揆度奇恒，所指不同，用之奈何？岐伯对曰：揆度者，度病之浅深也；奇恒者，言奇病也。请言道之至数，五色脉变，揆度奇恒，道在于一。

神转不回，回则不转，乃失其机。至数之要，迫近以微，著之玉版，命曰合玉机。

脉要精微论第十七（节选）

黄帝问曰：诊法何如？岐伯对曰：诊法常以平旦，阴气未动，阳气未散，饮食未进，经脉未盛，络脉调匀，气血未乱，故乃可诊有过之脉。

切脉动静而视精明，察五色，观五脏有余不足，六腑强弱，形之盛衰，以此参伍，决死生之分。

夫脉者血之府也。长则气治，短则气病，数则烦心，大则病进。

上盛则气高，下盛则气胀、代则气衰、细则气少、涩则心痛。

浑浑革至如涌泉，病进而色弊；绵绵其去如弦绝者死。

夫精明五色者，气之华也。赤欲如白裹朱，不欲如赭；白欲如鹅羽，不欲如盐；青欲如苍璧之泽，不欲如蓝；黄欲如罗裹雄黄，不欲如黄土；黑欲如重漆色，不欲如地苍。五色精微象见矣，其寿不久也。

夫精明者，所以视万物别白黑，审短长，以长为短，以白为黑。如是则精衰矣。

五脏者中之守也。中盛脏满气盛伤恐者，声如从室中言，是中气之湿也。言而微，终日乃复言者，此夺气也。衣被不敛，言语善恶，不避亲疏者，此神明之乱也。仓廪不藏者，是门户不要也，水泉不止者，是膀胱不藏也。得守者生，失守者死。

夫五脏者身之强也。头者精明之府，头倾视深精神将夺矣。背者胸中之府，背曲肩随，府将坏矣。腰者肾之府，转摇不能，肾将惫矣。膝者筋之府，屈伸不能，行则偻附，筋将惫矣。骨者髓之府，不能久立，行则振掉，骨将惫矣。得强则生，失强则死。

平人气象论第十八（节选）

黄帝问曰：平人何如？

岐伯对曰：人一呼脉再动，一吸脉亦再动，呼吸定息，脉五动，闰以太息，命曰平人。平人者不病也。

常以不病调病人，医不病，故为病人平息以调之为法。

人一呼脉一动，一吸脉一动，曰少气。

人一呼脉三动，一吸脉三动而躁，尺热曰病温，尺不热脉滑曰病风，脉涩曰痹。

人一呼脉四动以上曰死，脉绝不至曰死，乍疏乍数曰死。

平人之常气禀于胃，胃者平人之常气也，人无胃气曰逆，逆者死。

玉机真脏论第十九（节选）

五脏受气于其所生，传之于其所胜，气舍于其所生，死于其所不胜。病之且死，必先传行，至其所不胜，病乃死。此言气之逆行也，故死。

肝受气于心，传之于脾，气舍于肾，至肺而死。心受气于脾，传之于肺，气舍于肝，至肾而死。脾受气于肺，传之于肾，气舍于心，至肝而死。肺受气于肾，传之于肝，气舍于脾，至心而死。肾受气于肝，传之于心，气舍于肺，至脾而死。此皆逆死也，一日一夜，五分之，此所以占死生之早暮也。

黄帝曰：五脏相通，移皆有次。五脏有病，则各传其所胜，不治。法三月，若六月，若三日，若六日。传五脏而当死，是顺传其所胜之次。

故曰：别于阳者，知病从来；别于阴者，知死生之期。言知至其所困而死。

是故风者，百病之长也。

三部九候论第二十（节选）

黄帝问曰：余闻九针于夫子，众多博大，不可胜数。余愿闻要道，以属子孙，传之后世，著之骨髓，藏之肝肺，歃血而受，不敢妄泄。令合天道，必有终始。上应天光星辰历纪，下副四时五行，贵贱更互，冬阴夏阳，以人应之奈何，愿闻其方？岐伯对曰：妙乎哉问也！此天地之至数。

帝曰：愿闻天地之至数，合于人形血气，通决死生，为之奈何？岐伯曰：天地之至数始于一，终于九焉。

一者天，二者地，三者人，因而三之，三三者九，以应九野。

故人有三部，部有三候，以决死生，以处百病，以调虚实，而除邪疾。

帝曰：何谓三部？岐伯曰：有下部、有中部、有上部，部各有三候。三候者，有天、有地、有人也。必指而导之，乃以为真。

上部天，两额之动脉；上部地，两颊之动脉；上部人，耳前之动脉。

中部天，手太阴也；中部地，手阳明也；中部人，手少阴也。

下部天，足厥阴也；下部地，足少阴也；下部人，足太阴也。

故下部之天以候肝，地以候肾，人以候脾胃之气。

帝曰：中部之候奈何？岐伯曰：亦有天，亦有地，亦有人，天以候肺，地以候胸中之气，人以候心。

帝曰：上部以何候之？岐伯曰：亦有天，亦有地，亦有人。天以候头角之气，地以候口齿之气，人以候耳目之气。

经脉别论第二十一（节选）

故饮食饱甚，汗出于胃。惊而夺精，汗出于心。持重远行，汗出于肾。疾走恐惧，汗出于肝。摇体劳苦，汗出于脾。

故春秋冬夏，四时阴阳，生病起于过用，此为常也。

食气入胃，散精于肝，淫气于筋。食气入胃，浊气归心，淫精于脉。脉气流经，经气归于肺，肺朝百脉，输精于皮毛。毛脉合精，行气于腑，腑精神明，留于四脏。气归于权衡，权衡以平，气口成寸，以决死生。

饮入于胃，游溢精气，上输于脾，脾气散精，上归于肺，通调水道，下输膀胱，水精四布，五经并行。合于四时，五脏阴阳，揆度以为常也。

藏气法时论第二十二（节选）

肝苦急，急食甘以缓之。

心苦缓，急食酸以收之。

脾苦湿，急食苦以燥之。

肺苦气上逆，急食苦以泄之。

肾苦燥，急食辛以润之，开腠理，致津液通气也。

肝欲散，急食辛以散之，用辛补之，酸泻之。

心欲软，急食咸以软之；用咸补之，甘泻之。

脾欲缓，急食甘以缓之，用苦泻之，甘补之。

肺欲收，急食酸以收之，用酸补之，辛泻之。

肾欲坚，急食苦以坚之，用苦补之，咸泻之。

宣明五气第二十三

五味所入：酸入肝、辛入肺、苦入心、咸入肾、甘入脾，是为五入。

五气所病：心为噫，肺为咳，肝为语，脾为吞，肾为欠、为嚏，胃为气逆为哕、为恐，大肠小肠为泄，下焦溢为水，膀胱不利为癃，不约为遗溺，胆为怒，是为五病。

五精所并：精气并于心则喜，并于肺则悲，并于肝则忧，并于脾则畏，并于肾则恐，是谓五并，虚而相并者也。

五脏所恶：心恶热、肺恶寒、肝恶风、脾恶湿、肾恶燥。是谓五恶。

五脏化液：心为汗、肺为涕、肝为泪、脾为涎、肾为唾。是为五液。

五味所禁：辛走气、气病无多食辛；咸走血，血病无多食咸；苦走骨，骨病无多食苦，甘走肉，肉病无多食甘；酸走筋，筋病无多食酸。是谓五禁，无令多食。

五病所发：阴病发于骨，阳病发于血，阴病发于肉，阳病发于冬；阴病发于夏。是谓五发。

五邪所乱：邪入于阳则狂，邪入于阴则痹；搏阳则为巅疾，搏阴则为瘖；阳入之阴则静，阴出之阳则怒。是为五乱。

五邪所见：春得秋脉，夏得冬脉，长夏得春脉，秋得夏脉，冬得长夏脉，名曰阴出之阳，病善怒不治。是谓五邪，皆同命死不治。

五脏所藏：心藏神、肺藏魄、肝藏魂、脾藏意、肾藏志。是谓五脏所藏。

五脏所主：心主脉、肺主皮、肝主筋、脾主肉、肾主骨。是为五脏所主。

五劳所伤：久视伤血、久卧伤气、久坐伤肉、久立伤骨、久行伤筋。是谓五劳所伤。

五脉应象：肝脉弦、心脉钩、脾脉代、肺脉毛、肾脉石。是谓五脏之脉。

血气形志第二十四

夫人之常数，太阳常多血少气，少阳常少血多气，阳明常多气多血，少阴常少血多气，厥阴常多血少气，太阴常多气少血。此天之常数。

足太阳与少阴为表里，少阳与厥阴为表里，阳明与太阴为表里，是为足阴阳也。手太阳与少阴为表里，少阳与心主为表里，阳明与太阴为表里，是为手之阴阳也。

宝命全形论第二十五（节选）

黄帝问曰：天覆地载，万物悉备，莫贵于人。人以天地之气生，四时之法成。君王众庶，尽欲全形。形之疾病，莫知其情，留淫日深，著于骨髓，心私虑之。余欲针除其疾病，为之奈何？

岐伯对曰：夫盐之味咸者，其气令器津泄；弦绝者，其音嘶败；木敷者，其叶发，病深者，其声哕。人有此三者，是谓坏府，毒药无治，短针无取，此皆绝皮伤肉，血气争黑。

帝曰：余念其痛，心为之乱惑反甚。其病不可更代，百姓闻之，以为残贼，为之奈何。

岐伯曰：夫人生于地，悬命于天；天地合气，命之曰人。人能应四时者，天地为之父母；知万物者，谓之天子。天有阴阳，人有十二节。天有寒暑，人有虚实。能经天地阴阳之化者，不失四时。知十二节之理者，圣智不能欺也，能存八动之变，五胜更立，能达虚实之数者独出独入，呿吟至微，秋毫在目。

八正神明论第二十六（节选）

凡刺之法，必候日月星辰，四时八正之气，气定乃刺之。是故天温日明，则人血淖液而卫气浮，故血易泻，气易行；天寒日阴，则人血凝泣而卫气沉。月始生则血气始精，卫气始行；月郭满则血气实，肌肉坚，月郭空，则肌肉减，经络虚，卫气去，形独居，是以因天时而调血气也。是以天寒无刺，天温无疑；月生无泻，月满无补；月郭空无治。是谓得时而调之。因天之序，盛虚之时，移光定位，正立而待之。故月生而泻，是谓脏虚；月满而补，血气扬溢；络有留血，命曰重实；月郭空而治，是谓乱经。阴阳相错，真邪不别，沉以留止，外虚内乱，淫邪乃起。

帝曰：何谓神？岐伯曰：请言神，神乎神，耳不闻，目明，心开而志先，慧然独悟，口弗能言，俱视独见，适若昏，昭然独明，若风吹云，故曰神。三部九候为之原，九针之论，不必存也。

太阴阳明论第二十九

黄帝问曰：太阴阳明为表里，脾胃脉也。生病而异者何也？

岐伯对曰：阴阳异位，更虚更实，更逆更从，或从内或从外，所从不同，故病异名也。

帝曰：愿闻其异状也。岐伯曰：阳者天气也，主外；阴者地气也，主内。故阳道实，阴道虚。故犯贼风虚邪者阳受之，食饮不节，起居不时者，阴受之。阳受之则入六腑，阴受之则入五脏。入六腑则身热不时卧，上为喘呼；入五脏则䐜满闭塞，下为飧泄，久为肠澼。故喉主天气，咽主地气。故阳受风气，阴受湿气。

故阴气从足上行至头，而下行循臂至指端；阳气从手上行至头，而下行至足。故曰阳病者上行极而下，阴病者下行极而上。故伤于风者上先受之，伤于湿者，下先受之。

帝曰：脾病而四肢不用何也？岐伯曰：四肢皆禀气于胃而不得至经，必因于脾乃得禀也。今脾病不能为胃行其津液，四肢不得禀水谷气，气日以衰，脉道不利，筋骨肌肉，皆无气以生，故不用焉。

帝曰：脾不主时何也？岐伯曰：脾者土也。治中央，常以四时长四脏，各十八日寄治，不得独主于时也。脾脏者常著胃土之精也。土者生万物而法天地，故上下至头足不得主时也。

帝曰：脾与胃以膜相连耳，而能为之行其津液何也？

岐伯曰：足太阴者三阴也，其脉贯胃，属脾，络溢，故太阴为之行气于三阴。阳明者表也，五脏六腑之海也，亦为之行气于三阳。脏腑各因其经而受气于阳明，故为胃行其津液。四肢不得禀水谷气，日以益衰，阴道不利，筋骨肌肉，无气以生，故不用焉。

阳明脉解第三十

黄帝问曰：足阳明之脉病，恶人与火，闻木音则惕然而惊，钟鼓不为动，闻木音而惊何也？愿闻其故。岐伯对曰：阳明者，胃脉也，胃者土也，故闻木音而惊者，土恶木也。

帝曰：善。其恶火何也？岐伯曰：阳明主肉，其脉血气盛，邪客之则热，热甚则恶火。

帝曰：其恶人何也？岐伯曰：阳明厥则喘而惋，惋则恶人。

帝曰：或喘而死者，或喘而生者，何也？岐伯曰：厥逆连脏则死，连经则生。

帝曰：善。病甚则弃衣而走，登高而歌，或至不食数日，逾垣上屋，所上之处，皆非其素所能也，病反能者何也？岐伯曰：四肢者诸阳之本也。阳盛则四肢实，实则能登高也。帝曰：其弃衣而走者何也？岐伯曰：热盛于身，故弃衣欲走也。帝曰：其妄言骂詈，不避亲疏而歌者何也？岐伯曰：阳盛则使人妄言骂詈，不避亲疏而不欲食，不欲食故妄走也。

热论第三十一

黄帝问曰：今夫热病者，皆伤寒之类也，或愈或死，其死皆以六七日之间，其愈皆以十日以上者何也？不知其解，愿闻其故。

岐伯对曰：巨阳者，诸阳之属也，其脉连于风府，故为诸阳主气也。人之伤于寒也，则为病热，热虽甚不死；其两感于寒而病者，必不免于死。

帝曰：愿闻其状。岐伯曰：伤寒一日，巨阳受之，故头项痛腰脊强；二日阳明受之，阳明主肉，其脉夹鼻络于目，故身热目疼而鼻干，不得卧也；三日少阳受之，少阳主胆，其脉循胁络于耳，故胸胁痛而耳聋，三阳经络皆受其病，而未入于脏者，故可汗而已；四日太阴受之，太阴脉布胃中络于嗌，故腹满而嗌干；五日少阴受之，少阴脉贯肾络于肺，系舌本，故口燥舌干而渴。六日厥阴受之，厥阴脉循阴器而络于肝，故烦满而囊缩。三阴三阳、五脏六腑皆受病，荣卫不行，五脏不通，则死矣。

其不两感于寒者，七日巨阳病衰，头痛少愈；八日阳明病衰，身热少愈；九日少阳病衰，耳聋微闻；十日太阴病衰，腹减如故，则思饮食；十一日少阴病衰，渴止不满，舌干已而嚏；十二日厥阴病衰，囊纵少腹微下，大气皆去，病日已矣。帝曰：治之奈何？岐伯曰：治之各通其脏脉，病日衰已矣。其未满三日者，可汗而已；其满三日者，可泄而已。

帝曰：热病已愈，时有所遗者何也？

岐伯曰：诸遗者，热甚而强食之，故有所遗也。若此者，皆病已衰而热有所藏，因其谷气相薄，两热相合，故有所遗也。帝曰：善。治遗奈何？

岐伯曰：视其虚实，调其逆从，可使必已矣。

帝曰：病热当何禁之？岐伯曰：病热少愈，食肉则复，多食则遗，此其禁也。

帝曰：其病两感于寒者，其脉应与其病形何如？

岐伯曰：两感于寒者，病一日则巨阳与少阴俱病，则头痛口干而烦满；二日则阳明与太阴俱病，则腹满身热，不欲食，谵言；三日则少阳与厥阴俱病，则耳聋囊缩而厥，水浆不入，不知人，六日死。

帝曰：五脏已伤，六腑不通，荣卫不行，如是之后，三日乃死何也？岐伯曰：阳明者，十二经脉之长也，其血气盛，故不知人，三日其气乃尽，故死矣。

凡病伤寒而成温者，先夏至日者为病温，后夏至日者为病暑，暑当与汗皆出，勿止。

评热病论第三十三

黄帝问曰：有病温者，汗出辄复热而脉躁疾，不为汗衰，狂言不能食，病名为何？岐伯对曰：病名阴阳交，交者死也。

咳论第三十八

黄帝问曰：肺之令人咳何也？岐伯对曰：五脏六腑皆令人咳，非独肺也。

帝曰：愿闻其状？岐伯曰：皮毛者肺之合也。皮毛先受邪气，邪气以从其合也。其寒饮食入胃，从肺脉上至于肺，则肺寒，肺寒则外内合，邪因而客之，则为肺咳。

五脏各以其时受病，非其时各传以与之。

人与天地相参，故五脏各以治时，感于寒则受病，微则为咳，甚者为泄为痛。

乘秋则肺先受邪，乘春则肝先受之，乘夏则心先受之，乘至阴则脾先受之，乘冬则肾先受之。

帝曰：何以异之？

岐伯曰：肺咳之状，咳而喘息有音，甚则唾血。

心咳之状，咳则心痛，喉中介介如梗状，甚则咽肿，喉痹。

肝咳之状，咳则两胁下痛，甚则不可以转，转则两胠下满。

脾咳之状，咳则右胁下痛，阴阴引肩背，甚则不可以动，动则咳剧。

肾咳之状，咳则腰背相引而痛，甚则咳涎。

帝曰：六腑之咳奈何？安所受病？岐伯曰：五脏之久咳，乃移于六腑。

脾咳不已，则胃受之。胃咳之状，咳而呕，呕甚则长虫出。

肝咳不已则胆受之，胆咳之状，咳呕胆汁。

肺咳不已则大肠变之，大肠咳状，咳而遗失。

心咳不已则小肠受之，小肠咳状，咳而失气，气与咳俱失。

肾咳不已则膀胱受之，膀胱咳状，咳而遗溺。

久咳不已则三焦受之，三焦咳状，咳而腹满不欲食饮。

此皆聚于胃关于肺，使人多涕唾而面浮肿气逆也。

帝曰：治之奈何？岐伯曰：治脏者治其俞，治腑者治其合，浮肿者治其经。帝曰：善。

举痛论第三十九（节选）

黄帝问曰：余闻善言天者，必有验于人，善言古者，必有合于今；善言人者，必有厌于己。如此则道不惑而要数极，所谓明也。

帝曰：愿闻人之五脏卒痛，何气使然？岐伯对曰：经脉流行不止，环周不休，寒气入经而稽迟。泣而不行，客于脉外，则血少，客于脉中则气不通，故卒然而痛。

岐伯曰：寒气客于脉外，则脉寒，脉寒则缩蜷，缩蜷则脉绌急，则外引小络，故卒然而痛。得炅则痛立止，因重中于寒，则痛久矣。

帝曰：善。余知百病生于气也，怒则气上，喜则气缓，悲则气消，恐则气下，寒则气收，炅则气泄，惊则气乱，劳则气耗，思则气结。九气不同，何病之生？

痹论第四十三（节选）

黄帝问曰：痹之安生？岐伯对曰：风寒湿三气杂至，合而为痹也。

其风气胜者为行痹，寒气胜者为痛痹，湿气胜者为著痹也。

帝曰：其有五者何也？岐伯曰：以冬遇此者为骨痹，以春遇此者为筋痹；以夏遇此者为脉痹；以至阴遇此者为肌痹；以秋遇此者为皮痹。

帝曰：内舍五脏六腑，何气使然？岐伯曰：五脏皆有合，病久而不去者，内舍于其合也。故骨痹不已，复感于邪，内舍于肾；筋痹不已，复感于邪，内舍于肝；脉痹不已，复感于邪，内舍于心；肌痹不已，复感于邪，内舍于脾；皮痹不已，复感于邪，内舍于肺；所谓痹者，各以其时重感于风寒湿之气也。

凡痹之客五脏者，肺痹者，烦满喘而呕。心痹者，脉不通，烦则心下鼓，暴上气而喘，嗌干善噫，厥气上则恐。肝痹者，夜卧则惊，多饮，数小便，上为引如怀。肾痹者，善胀，尻以代踵，脊以代头。脾痹者，四肢解堕，发咳呕汁，上为大塞。肠痹者，数饮而出不得，中气喘争，时发飧泄。胞痹者，少腹膀胱按之内痛，若沃以汤，涩于小便，上为清涕。

阴气者，静则神藏，躁则消亡。饮食自倍，肠胃乃伤。淫气喘息，痹聚在肺；淫气忧思，痹聚在心；淫气遗溺，痹聚在肾；淫气乏竭，痹聚在肝；淫气肌绝，痹聚在脾。诸痹不已，亦益内也。其风气胜者，其人易已也。

帝曰：痹，其时有死者，或疼久者，或易已者，其何故也？岐伯曰：其入藏者死，其留连筋骨间者疼久，其留皮肤间者易已。

帝曰：其客于六腑者何也？岐伯曰：此亦其食饮居处，为其病本也。六腑亦各有俞，风寒湿气中其俞，而食饮应之，循俞而入，各舍其腑也。

帝曰：以针治之奈何？岐伯曰：五脏有俞，六腑有合，循脉之分，各有所发，各随其过，则病瘳也。

帝曰：荣卫之气，亦令人痹乎？岐伯曰：荣者水谷之精气也，和调于五脏，洒陈于六腑也，乃能入于脉也。故循脉上下贯五脏，络六腑也。卫者水谷之悍气也。其气慓疾滑利，不能入于脉也。故循皮肤之中，分肉之间，熏于肓膜，散于胸腹，逆其气则病，从其气则愈，不与风寒湿气合，故不为痹。

帝曰：善。痹或痛，或不仁，或寒，或热，或燥，或湿，其故何也？

岐伯曰：痛者，寒气多也，有寒故痛也。

其不痛不仁者，病久入深，荣卫之行涩，经络时疏，故不通，皮肤不营，故为不仁。

其寒者，阳气少，阴气多，与病相益，故寒也。

其热者，阳气多，阴气少，病气胜，阳遭阴，故为痹热。

其多汗而濡者，此其逢湿甚也。阳气少，阴气盛，两气相感，故汗出而濡也。

帝曰：夫痹之为病，不痛何也？岐伯曰：痹在于骨则重；在于脉则血凝而不流；在于筋则屈不伸；在于肉则不仁；在于皮则寒。故具此五者，则不痛也。

凡痹之类，逢寒则虫，逢热则纵。

帝曰：善。

痿论第四十四（节选）

黄帝问曰：五脏使人痿何也？

岐伯对曰：肺主身之皮毛，心主身之血脉，肝主身之筋膜，脾主身之肌肉，肾主身之骨髓。

故肺热叶焦，则皮毛虚弱，急薄，著则生痿躄也。

心气热，则下脉厥而上，上则下脉虚，虚则生脉痿，枢析挈，胫纵而不任地也。

肝气热，则胆泄口苦，筋膜干，筋膜干则筋急而挛，发为筋痿。

脾气热，则胃干而渴，肌肉不仁，发为肉痿。

肾气热，则腰脊不举，骨枯而髓减，发为骨痿。

帝曰：何以得之？岐伯曰：肺者脏之长也，为心之盖也，有所失亡，所求不得，则发肺鸣，鸣则肺热叶焦，故曰：五脏因肺热叶焦，发为痿躄，此之谓也。

帝曰：如夫子言可矣。论言治痿者，独取阳明何也？

岐伯曰：阳明者五脏六腑之海，主润宗筋，宗筋主束骨而利机关也。冲脉者，经脉之海也，主渗灌溪谷，与阳明合于宗筋，阴阳总宗筋之会，会于气街，而阳明为之长，皆属于带脉，而络于督脉。故阳明虚，则宗筋纵，带脉不引，故足痿不用也。

帝曰：治之奈何？岐伯曰：各补其荥而通其俞，调其虚实，和其逆顺，筋脉骨肉，各以其时受月，则病已矣。帝曰：善。

厥论第四十五（节选）

黄帝问曰：厥之寒热者，何也？岐伯对曰：阳气衰于下，则为寒厥，阴气衰于下，则为热厥。

帝曰：热厥之为热也，必起于足下者何也？岐伯曰：阳气起于足五指之表。阴脉者，集于足下而聚于足心，故阳气胜则足下热也。

帝曰：寒厥之为寒也，必从五指而上于膝者，何也？岐伯曰：阴气起于足五指之里，集于膝下而聚于膝上，故阴气胜，则从五趾至膝上寒，其寒也不从外，皆从内也。

帝曰：寒厥何失而然也？岐伯曰：前阴者，宗筋之所聚，太阴阳明之所合也。春夏则阳气多而阴气少，秋冬则阴气盛而阳气衰；此人者质壮，以秋冬夺于所用，下气上争，不能复，精气溢下，邪气因从之而上也。气因于中，阳气衰，不能渗营其经络，阳气日损，阴气独在，故手足为之寒也。

帝曰：热厥何如而然也？岐伯曰：酒入于胃，则络脉满而经脉虚，脾主为胃行其津液者也。阴气虚则阳气入，阳气入则胃不和，胃不和，则精气竭，精气竭，则不营其四肢也。此人必数醉若饱，以入房，气聚于脾中不得散，酒气与谷气相薄，热盛于中，故热遍于身，内热而溺赤也。夫酒气盛而慓悍，肾气有衰，阳气独胜，故手足为之热也。

奇病论第四十七（节选）

黄帝问曰：人有重身，九月而喑，此为何也？岐伯对曰：胞之络脉绝也。

帝曰：何以言之？岐伯曰：胞络者，系于肾，少阴之脉贯肾，系舌本，故不能言。帝曰：治之奈何？岐伯曰：无治也，当十月复。

帝曰：有病口甘者，病名为何？何以得之？岐伯曰：此五气之溢也，名曰脾瘅。夫五味入口，藏于胃，脾为之行其精气津液在脾，故令人口甘也，此肥美之所发也，此人必数食甘美而多肥也。肥者，令人内热，甘者令人中满，故其气上溢，转为消渴。治之以兰，除陈气也。

帝曰：有病口苦，取阳陵泉。口苦者，病名为何？何以得之？岐伯曰：病名曰胆瘅。夫肝者，中之将也，取决于胆，咽为之使，此人者数谋虑不决，故胆虚，气上逆而口为之苦。治之以胆募俞，治在阴阳十二官相使中。

刺禁论第五十二（节选）

黄帝问曰：愿闻禁数？

岐伯对曰：脏有要害，不可不察。肝生于左，肺藏于右，心部于表，肾治于里，脾为之使，胃为之市。膈肓之上，中有父母，七节之傍，中有小心，从之有福，逆之有咎。

水热穴论第六十一（节选）

黄帝问曰：少阴何以主肾？肾何以主水？

岐伯对曰：肾者，至阴也，至阴者，盛水也。肺者，太阴也，少阴者，冬脉也，故其本在肾，其末在肺，皆积水也。

帝曰：肾何以能聚水而生病？

岐伯曰：肾者，胃之关也，关门不利，故聚水而从其类也。上下溢于皮肤，故为胕肿，胕肿者，聚水而生病也。

帝曰：诸水皆生于肾乎？

岐伯曰：肾者，牝脏也，地气上者属于肾，而生水液也，故曰至阴。勇而劳甚则肾汗出，肾汗出逢于风，内不得入于脏腑，外不得越于皮肤，客于玄府，行于皮里，传为胕肿，本之于肾，名曰风水。所谓玄府者，汗空也。

调经论第六十二（节选）

夫心藏神，肺藏气，肝藏血，脾藏肉，肾藏志，而此成形。志意通，内连骨髓，而成身形五脏。五脏之道，皆出于经隧，以行血气，血气不和，百病乃变化而生，是故守经隧焉。

神有余则笑不休，神不足则悲。血气未并，五脏安定，邪客于形，洒淅起于毫毛，未入于经络也，故命曰神之微。

岐伯曰：气有余则喘咳上气，不足则息利少气。血气未并，五脏安定，皮肤微病，命曰白气微泄。

血有余则怒，不足则恐。血气未并，五脏安定，孙络水溢，则经有留血。

形有余则腹胀、泾溲不利，不足则四肢不用。血气未并，五脏安定，肌肉蠕动，命曰微风。

志有余则腹胀飧泄，不足则厥。血气未并，五脏安定，骨节有动。

人之所有者，血与气耳。

五常政大论第七十（节选）

根于中者，命曰神机，神去则机息。根于外者，命曰气立，气止则化绝。故各有制，各有胜，各有生，各有成。故曰：不知年之所加，气之同异，不足以言生化，此之谓也。

病有久新，方有大小，有毒无毒，固宜常制矣。大毒治病，十去其六；常毒治病，十去其；小毒治病，十去其八；无毒治病，十去其九。谷肉果菜，食养尽之，无使过之，伤其正也。不尽，行复如法，必先岁气，无伐天和，无盛盛，无虚虚，而遗人天殃，无致邪，无失正，绝人长命。

至真要大论第七十四（节选）

帝曰：善。夫百病之生也，皆生于风寒暑湿燥火，以之化之变也。经言盛者泻之，虚者补之，余锡以方士，而方士用之，尚未能十全，余欲令要道必行，桴鼓相应，犹拔刺雪污，工巧神圣，可得闻乎？

岐伯曰：审察病机，无失气宜，此之谓也。

帝曰：愿闻病机何如？

岐伯曰：诸风掉眩，皆属于肝。诸寒收引，皆属于肾。诸气膹郁，皆属于肺。诸湿肿满，皆属于脾。诸热瞀瘛，皆属于火。诸痛痒疮，皆属于心。诸厥固泄，皆属于下。诸痿喘呕，皆属于上。诸禁鼓栗，如丧神守，皆属于火。诸痉项强，皆属于湿。诸逆冲上，皆属于火。诸胀腹大，皆属于热。诸躁狂越，皆属于火。诸暴强直，皆属于风。诸病有声，鼓之如鼓，皆属于热。诸病胕肿，疼酸惊骇，皆属于火。诸转反戾，水液浑浊，皆属于热。诸病水液，澄澈清冷，皆属于寒。诸呕吐酸，暴注下迫，皆属于热。故《大要》曰：谨守病机，各司其属，有者求之，无者求之，盛者责之，虚者责之，必先五胜，疏其血气，令其调达，而致和平，此之谓也。

帝曰：善，五味阴阳之用何如？

岐伯曰：辛甘发散为阳，酸苦涌泄为阴，咸味涌泄为阴，淡味渗泄为阳。六者或收或散，或缓或急，或燥或润，或软或坚，以所利而行之，调其气，使其平也。

疏五过论第七十七（节选）

凡未诊病者，必问尝贵后贱，虽不中邪，病从内生，名曰脱营。尝富后贫，名曰失精，五气留连，病有所并。医工诊之，不在脏腑，不变躯形，诊之而疑，不知病名。身体日减，气虚无精，病深无气，洒洒然时惊，病深者，以其外耗于卫，内夺于荣。良工所失，不知病情，此亦治之一过也。

凡欲诊病者，必问饮食居处，暴乐暴苦，始乐后苦，皆伤精气，精气竭绝，形体毁沮。暴怒伤阴，暴喜伤阳，厥气上行，满脉去形。愚医治之，不知补泻，不知病情，精华日脱，邪气乃并，此治之二过也。

善为脉者，必以比类奇恒，从容知之，为工而不知道，此诊之不足贵，此治之三过也。

2.《灵枢》条文精选

九针十二原第一

黄帝问于岐伯曰：余子万民，养百姓而收其租税；余哀其不给而属有疾病。余欲勿使被毒药，无用砭石，欲以微针通其经脉，调其血气，营其逆顺出入之会。令可传于后世，必明为之法，令终而不灭，久而不绝，易用难忘，为之经纪，异其章，别其表里，为之终始。令各有形，先立针经。愿闻其情。

岐伯答曰：臣请推而次之，令有纲纪，始于一，终于九焉。请言其道！小针之要，易陈而难入。粗守形，上守神。神乎神，客在门。未睹其疾，恶知其原？刺之微，在速迟。粗守关，上守机，机之动，不离其空。空中之机，清静而微。其来不可逢，其往不可追。知机之道者，不可挂以发。不知机道，扣之不发。知其往来，要与之期。粗之暗乎，妙哉，工独有之。往者为逆，来者为顺，明知逆顺，正行无问。逆而夺之，恶得无虚，追而济之，恶得无实，迎之随之，以意和之，针道毕矣。

凡用针者，虚则实之，满则泄之，宛陈则除之，邪胜则虚之。大要曰：徐而疾则实，疾而徐则虚。言实与虚，若有若无。察后与先。若存若亡。为虚与实，若得若失。

虚实之要，九针最妙，补泻之时，以针为之。泻曰，必持内之，放而出之，排阳得针，邪气得泄。按而引针，是谓内温，血不得散，气不得出也。补曰，随之随之，意若妄之。若行若按，如蚊虻止，如留如还，去如弦绝，令左属右，其气故止，外门已闭，中气乃实，必无留血，急取诛之。

持针之道，坚者为宝。正指直刺，无针左右。神在秋毫，属意病者。审视血脉者，刺之无殆。方刺之时，必在悬阳，及与两卫，神属勿去，知病存亡。血脉者在俞横居，视之独澄，切之独坚。

九针之名，各不同形。一曰镵针，长一寸六分；二曰员针，长一寸六分；三曰锃针，长三寸半；四曰锋针，长一寸六分；五曰铍针，长四寸，广二分半；六曰员利针，长一寸六分；七曰毫针，长三寸六分；八曰长针，长七寸；九曰大针，长四寸。镵针者，头大末锐，去泻阳气；员针者，针如卵形，揩摩分间，不得伤肌肉者，以泻分气；鍉针者，锋如黍粟之锐，主按脉勿陷，以致其气；锋针者，刃三隅以发痼疾，铍针者，末如剑锋，以取大脓；员利针者，大如氂，且员且锐，中身微大，以取暴气；毫针者，尖如蚊虻喙者，尖如蚊虻喙，静以徐往，微以久留之而养，以取痛痹；长针者，锋利身薄，可以取远痹；大针者，尖如梃，其锋微员，以泻机关之水也。九针毕矣。

夫气之在脉也，邪气在上，浊气在中，清气在下。故针陷脉则邪气出，针中脉则浊气出，针太深则邪气反沉、病益甚。故曰：皮肉筋脉，各有所处。病各有所宜。各不同形，各以任其所宜，无实无虚，损不足而益有余，是谓甚病。病益甚，取五脉者死，取三脉者恇；夺阴者死，夺阳者狂，针害毕矣。

刺之而气不至，无问其数。刺之而气至，乃去之，勿复针。针各有所宜，各不同形，各任其所为。刺之要，气至而有效，效之信，若风之吹云，明乎若见苍天，刺之道毕矣。

黄帝曰：愿闻五脏六腑所出之处。

岐伯曰：五脏五俞，五五二十五俞，六腑六俞，六六三十六俞，经脉十二，络脉十五，凡二十七气，以上下。所出为井，所溜为荥，所注为俞，所行为经，所入为合，二十七气所行，皆在五俞也。

节之交，三百六十五会，知其要者，一言而终，不知其要，流散无穷。所言节者，神气之所游行出入也。非皮肉筋骨也。

睹其色，察其目，知其散复。一其形，听其动静，知其邪正，右主推之，左持而御之，气至而去之。

凡将用针，必先诊脉，视气之剧易，乃可以治也。五脏之气，已绝于内，而用针者反实其外，是谓重竭。重竭必死，其死也静。治之者辄反其气，取腋与膺。五脏之气，已绝于外，而用针者反实其内，是谓逆厥。逆厥则必死，其死也躁。治之者反取四末。

刺之害中而不去，则精泄；害中而去，则致气。精泄则病益甚而恇，致气则生为痈疡。

五脏有六腑，六腑有十二原，十二原出于四关，四关主治五脏。五脏有疾，当取之十二原。十二原者，五脏之所以禀三百六十五节气味也。五脏有疾也，应出十二原。十二原各有所出。明知其原，睹其应，而知五脏之害矣。阳中之少阴，肺也，其原出于太渊，太渊二。阳中之太阳，心也，其原出于大陵，大陵二。阴中之少阳，肝也，其原出于太冲，太冲二。阴中之至阴，脾也，其原出于太白，太白二。阴中之太阴，肾也，其原出于太溪，太溪二。膏之原，出于鸠尾，鸠尾一。肓之原，出于脖胦，脖胦一。凡此十二原者，主治五脏六腑之有疾者也。胀取三阳，飧泄取三阴。

今夫五脏之有疾也，譬犹刺也，犹污也，犹结也，犹闭也。刺虽久犹可拔也，污虽久犹可雪也，结虽久犹可解也，闭虽久犹可决也。或言久疾之不可取者，非其说也。夫善用针者，取其疾也，犹拔刺也，犹雪污也，犹解结也，犹决闭也。疾虽久，犹可毕也。言不可治者，未得其术也。

刺诸热者，如以手探汤；刺寒清者，如人不欲行。阴有阳疾者，取之下陵三里，正往无殆，气下乃止，不下复始也。疾高而内者，取之阴之陵泉；疾高而外者，取之阳之陵泉也。

本输第二（节选）

肺合大肠，大肠者，传道之腑。心合小肠，小肠者，受盛之腑。肝合胆，胆者中精之腑。脾合胃，胃者五谷之腑。肾合膀胱，膀胱者津液之腑也。少阴属肾，肾上连肺，故将两脏。三焦者中渎之腑也，水道出焉，属膀胱，是孤之腑也，是六腑之所与合者。

小针解第三（节选）

所谓易陈者，易言也。难入者，难著于人也。粗守形者，守刺法也。上守神者，守人之血气，有余不足可补泻也。神客者，正邪共会也。神者，正气也，客者，邪气也。在门者，邪循正气之所出入也。未睹其疾者，先知邪正何经之疾也。恶知其原者，先知何经之病，所取之处也。

邪气脏腑病形第四（节选）

黄帝曰：邪之中人脏奈何？岐伯曰：愁忧恐惧则伤心。形寒寒饮则伤肺，以其两寒相感，中外皆伤，故气逆而上行。有所堕坠，恶血留内；若有所大怒，气上而不下，积于胁下，则伤肝。有所击仆，若醉入房，汗出当风，则伤脾。有所用力举重，若入房过度，汗出浴水，则伤肾。

黄帝问于岐伯曰：首面与身形也，属骨连筋，同血合于气耳。天寒则裂地凌冰，其卒寒，或手足懈惰，然而其面不衣，何也？岐伯答曰：十二经脉，三百六十五络，其血气皆上于面而走空窍。其精阳气上走于目而为睛。其别气走于耳而为听。其宗气上出于鼻而为臭。其浊气出于胃，走唇舌而为味。其气之津液，皆上熏于面，而皮又厚，其肉坚，故天气甚寒，不能胜之也。

本神第八（节选）

黄帝问于岐伯曰：凡刺之法，必先本于神。血脉、营气、精神，此五脏之所藏也。至于其淫泆离脏则精失、魂魄飞扬、志气恍乱、智虑去身者，何因而然乎？天之罪与？人之过乎？何谓德、气、生、精神、魂魄、心、意、志、思、智、虑？请问其故。

岐伯答曰：天之在我者德也，地之在我者气也。德流气薄而生者也。故生之来谓之精；两精相搏谓之神；随神往来者谓之魂；并精而出入者谓之魄；所以任物者谓之心；心有所忆谓之意；意之所存谓之志；因志而存变谓之思；因思而远慕谓之虑；因虑而处物谓之智。

故智者之养生也，必顺四时而适寒暑，和喜怒而安居处，节阴阳而调刚柔。如是则僻邪不至，长生久视。

肝藏血，血舍魂，肝气虚则恐，实则怒。

脾藏营，营舍意，脾气虚则四肢不用，五脏不安，实则腹胀，经溲不利。

心藏脉，脉舍神，心气虚则悲，实则笑不休。

肺藏气，气舍魄，肺气虚则鼻塞不利，少气，实则喘喝，胸盈，仰息。

肾藏精，精舍志，肾气虚则厥，实则胀。

五脏不安。必审五脏之病形，以知其气之虚实，谨而调之也。

经脉第十（详见针灸部分）

经水第十二（节选）

夫经水者，受水而行之；五脏者，合神气魂魄而藏之；六腑者，受谷而行之，受气而扬之；经脉者受血而营之。

天至高不可度，地至广不可量，此之谓也。且夫人生于天地之间，六合之内，此天之高，地之广也，非人力之所能度量而至也。若夫八尺之士，皮肉在此，外可度量切循而得之，其死可解剖而视之。其脏之坚脆，腑之大小谷之多才，脉之长短，血之清浊，气之多少，十二经之多血少气，与其少血多气，与其皆多血气，与其皆少血气，皆有大数。其治以针艾，各调其经气，固其常有合乎。

脉度第十七（节选）

五脏常内阅于上七窍也。故肺气通于鼻，肺和则鼻能知臭香矣；心气通于舌，心和则舌能知五味矣；肝气通于目，肝和则目能辨五色矣；脾气通于口，脾和则口能知五谷矣；肾气通于耳，肾和则耳能闻五音矣。五脏不和，则七窍不通；六腑不和则留为痈。

营卫生会第十八

黄帝问于岐伯曰：人焉受气？阴阳焉会？何气为营？何气为卫？营安从生？卫于焉会？老壮不同气，阴阳异位，愿闻其会。岐伯答曰：人受气于谷，谷入于胃，以传与肺，五脏六腑，皆以受气，其清者为营，浊者为卫。营在脉中，卫在脉外，营周不休，五十而复大会，阴阳相贯，如环无端。卫气行于阴二十五度，行于阳二十五度，分为昼夜，故气至阳而起，至阴而止。故曰：日中而阳陇为重阳，夜半而阴陇为重阴。故太阴主内，太阳主外，各行二十五度，分为昼夜。夜半为阴陇，夜半后而为阴衰，平旦阴尽而阳受矣，日中而阳陇，日西而阳衰，日入阳尽，而阴受气矣。夜半而大会，万民皆卧，命曰合阴，平旦阴尽而阳受气。如是无已，与天地同纪。

黄帝曰：老人之不夜瞑者，何气使然？少壮之人不昼瞑者，何气使然？岐伯答曰：壮者之气血盛，其肌肉滑，气道通，营卫之行，不失其常，故昼精而夜瞑，老者之血衰，其肌肉枯，气道涩，五脏之气相搏，其营气衰少，而卫气内伐，故昼不精，夜不瞑。

黄帝曰：愿闻营卫之所行，皆何道从来？岐伯答曰：营出于中焦，卫出于下焦。

黄帝曰：愿闻三焦之所出。岐伯答曰：上焦出于胃上口，并咽以下，贯膈而布胸中，走腋，循太阴之分而行，还至阳明，上至舌，下足阳明，常与营俱行于阳二十五度，行于阴亦二十五度，一周也。故五十度而复大会于手太阴矣。

黄帝曰：人有热饮食下胃，其气未定，汗则出，或出于面，或出于背，或出于身半，其不循卫气之道，何也？岐伯曰：此外伤于风。内开腠理，毛蒸理泄，卫气走之，固不得循其道。此气剽悍滑疾，见开而出，故不得循其道，故命曰漏泄。

黄帝曰：愿闻中焦之所出。岐伯答曰：中焦亦并胃中，出上焦之后，此所受气者，泌糟粕，蒸津液，化其精微，上注于肺脉，乃化而为血，以奉生身，莫贵于此，故独得行于经隧，命曰营气。

黄帝曰：夫血之与气，异名同类，何谓也？岐伯答曰：营卫者，精气也。血者神气也。故血之与气，异名同类焉。故夺血者无汗，夺汗者无血。故人生有两死，而无两生。

黄帝曰：愿闻下焦之所出。岐伯答曰：下焦者，别回肠，注于膀胱，而渗入焉。故水谷者，常并居于胃中，成糟粕而俱下于大肠，而成下焦，渗而俱下，济泌别汁，循下焦而渗入膀胱焉。

黄帝曰：人饮酒，酒亦入胃，谷未熟而小便独先下，何也？岐伯答曰：酒者熟谷之液也，其气悍以清，故后谷而入，先谷而液出焉。

黄帝曰：善。余闻上焦如雾，中焦如沤，下焦如渎，此之谓也。

癫狂第二十二（节选）

狂始生，先自悲也，喜忘、苦怒、善恐者，得之忧饥，治之取手太阴、阳明，血变而止及取足太阴、阳明。

狂始发，少卧不饥，自高贤也，自辨智也，自尊贵也，善骂詈，日夜不休，治之取手阳明、太阳、太阴、舌下少阴。视之盛者，皆取之，不盛，释之也。

狂言、惊、善笑、好歌乐、妄行不休者，得之大恐，治之取手阳明、太阳、太阴。

狂，目妄见、耳妄闻、善呼者，少气之所生也。治之取手太阳、太阴、阳明、足太阴、头、两颌。

狂者多食，善见鬼神，善笑而不发于外者，得之有所大喜，治之取足太阴、太阳、阳明，后取手太阴、太阳、阳明。狂而新发，未应如此者，先取曲泉左右动脉，及盛者见血，有顷已。不已，以法取之，灸骨骶二十壮。

口问第二十八（节选）

心者五脏六腑之主也，目者宗脉之所聚也，上液之道也，口鼻者气之门户也。故悲哀愁忧则心动，心动则五脏六腑皆摇，摇则宗脉感，宗脉感则液道开，液道开故泣涕出焉。液者，所以灌精濡空窍者也，故上液之道开则泣，泣不止则液竭，液竭则精不灌，精不灌则目无所见矣。故命曰夺精，补天柱，经夹颈。

故邪之所在，皆为不足。故上气不足，脑为之不满，耳为之苦鸣，头为之苦倾，目为之眩，中气不足，溲便为之变，肠为之苦鸣，下气不足则及为痿厥心悗。

决气第三十

黄帝曰：余闻人有精、气、津、液、血、脉，余意以为一气耳，今乃辨为六名，余不知其所以然。

岐伯曰：两神相搏，合而成形，常先身生，是谓精。

何谓气？岐伯曰：上焦开，发宣五谷味，熏肤、充身、泽毛，若雾露之溉，是谓气。

何谓津？岐伯曰：腠理发泄，汗出溱溱，是谓津。

何谓液？岐伯曰：谷入，气满淖泽，注于骨，骨属屈伸、泄泽，补益脑髓，皮肤润泽，是谓液。

何谓血？岐伯曰：中焦受气，取汁变化而赤，是谓血。

何谓脉？岐伯曰：壅遏营气，令无所避，是谓脉。

黄帝曰：六气者，有余、不足、气之多少、脑髓之虚实、血脉之清浊、何以知之？岐伯曰：精脱者，耳聋；气脱者，目不明；津脱者，腠理开，汗大泄；液脱者，骨属屈伸不利、色夭、脑髓消、胫酸、耳数鸣；血脱者，色白，夭然不泽；脉脱者，其脉空虚，此其候也。

黄帝曰：六气者，贵贱何如？岐伯曰：六气者，各有部主也，其贵贱，善恶，可为常主，然五谷与胃为大海也。

平入绝谷第三十二（节选）

平人则不然，胃满则肠虚，肠满则胃虚、更虚、更满，故气得上下。五脏安定，血脉和利，精神乃居，故神者，水谷之精气也。

海论第三十三（节选）

岐伯曰：胃者，为水谷之海也，其输上在气冲，下至三里；冲脉者，为十二经之海，其输上在于大杼，下出于巨虚之上下廉；膻中者，为气之海，其输上在于柱骨之上下，前在于人迎；脑为髓之海，其输上在于其盖，下在风府。

黄帝曰：四海之逆顺奈何？岐伯曰：气海有余者，气满胸中、悗息、面赤，气海不足，则气少不足以言；血海有余，则常想其身大，怫然不知其所病；血海不足，亦常想身小，狭然不知其所病；水谷之海，有余则腹满；水谷之海，不足则饥，不受谷食；髓海，有余则轻劲，多力自过其度；髓海不足，则脑转、耳鸣、胫酸、眩冒、目无所见、懈怠、安卧。

五癃津液别第三十六

黄帝问于岐伯曰：水谷入于口，输于肠胃，其液别为五：天寒衣薄则为溺与气，天热衣厚则为汗，悲哀气并则为泣，中热胃缓则为唾，邪气内逆则气为之闭塞而不行，不行则为水胀，余知其然也，不知其何由生？愿闻其道？

岐伯曰：水谷皆入于口，其味有五，各注其海，津液各走其道，故三焦出气以温肌肉、充皮肤，为其津，其流而不行者为液；天暑衣厚则腠理开，故汗出；寒留于分肉之间，聚沫则为痛；天寒则腠理闭，气涩不行，水下留于膀胱，则为溺与气。

五脏六腑，心为之主，耳为之听，目为之候，肺为之相，肝为之将，脾为之卫，肾为之主外。故五脏六腑之津液，尽上渗于目，心悲气并则心系急，心系急则肺举，肺举则液上溢；夫心系与肺不能常举，乍上乍下，故咳而泣矣！

中热则胃中消谷，消谷则虫上下作，肠胃充郭，故胃缓，胃缓则气逆，故唾出。五津之谷液和合而为膏者，内渗入于骨空，补益脑髓，而下流于阴股。

阴阳不和则使液溢而下流于阴，髓液皆减而下，下过度则虚，虚故腰背痛而胫酸；阴阳气道不通，四海闭塞，三焦不泻，津液不化、水谷并行肠胃之中，别于回肠，留于下焦，不得渗膀胱则下焦胀，水溢则为水胀，此津液五别之逆顺也。

顺气一日分为四时第四十四（节选）

黄帝曰：夫百病之所以生者，必起于燥湿、寒暑、风雨、阴阳、喜怒、饮食、居处，气合而有形，得脏而有名，余知其然也。夫百病者，多以旦慧，昼安，夕加，夜甚，何也？岐伯曰：四时之气使然。

黄帝曰：愿闻四时之气。岐伯曰：春生，夏长，秋收，冬藏，是气之常也，人亦应之，以一日分为四时，朝则为春，日中为夏，日入为秋，夜半为冬。朝则人气始生，病气衰，故旦慧；日中人气长，长则胜邪，故安；夕则人气始衰，邪气始生，故加；夜半人气入脏，邪气独居于身，故甚也。

本藏第四十七（节选）

黄帝问于岐伯曰：人之血气精神者，所以奉生而周于性命者也；经脉者，所以行血气而营阴阳、濡筋骨，利关节者也；卫气者，所以温分肉，充皮肤，肥腠理，司开阖者也；志意者，所以御精神，收魂魄，适寒温，和喜怒者也。是故血和则经脉流行，营复阴阳，筋骨劲强，关节清利矣；卫气和则分肉解利，皮肤调柔，腠理致密矣；志意和则精神专直，魂魄不散，悔怒不起，五脏不受邪矣；寒温和则六腑化谷，风痹不作，经脉通利，肢节得安矣，此人之常平也。五脏者，所以藏精神血气魂魄者也；六腑者，所以化水谷而行津液者也。

黄帝曰：愿闻六腑之应。岐伯答曰：肺合大肠，大肠者，皮其应；心合小肠，小肠者，脉其应；肝合胆，胆者，筋其应；脾合胃，胃者，肉其应；肾合三焦膀胱，三焦膀胱者，腠理毫毛其应。

天年第五十四

黄帝问于岐伯曰：愿闻人之始生，何气筑为基，何立而为楯，何失而死，何得而生？岐伯曰：以母为基，以父为楯；失神者死，得神者生也。

黄帝曰：何者为神？岐伯曰：血气以和，营卫以通，五脏已成，神气舍心，魂魄毕具，乃成为人。

黄帝曰：人之寿夭各不同，或夭寿，或卒死，或病久，愿闻其道。岐伯曰：五脏坚固，血脉和调，肌肉解利，皮肤致密，营卫之行，不失其常，呼吸微徐，气以度行，六腑化谷，津液布扬，各如其常，故能长久。

黄帝曰：人之寿百岁而死，何以致之？岐伯曰：使道隧以长，基墙高以方，通调营卫，三部三里起，骨高肉满，百岁乃得终。

黄帝曰：其气之盛衰，以至其死，可得闻乎？岐伯曰：人生十岁，五脏始定，血气已通，其气在下，故好走；二十岁，血气始盛肌肉方长，故好趋；三十岁，五脏大定，肌肉坚固，血脉盛满，故好步；四十岁，五脏六腑十二经脉，皆大盛以平定，腠理始疏，荣华颓落，发颇斑白，平盛不摇，故好坐；五十岁，肝气始衰，肝叶始薄，胆汁始减，目始不明；六十岁，心气始衰，若忧悲，血气懈惰，故好卧；七十岁，脾气虚，皮肤枯；八十岁，肺气衰，魄离，故言善误；九十岁，肾气焦，四脏经脉空虚；百岁，五脏皆虚，神气皆去，形骸独居而终矣。

黄帝曰：其不能终寿而死者，何如？岐伯曰：其五脏皆不坚，使道不长，空外以张，喘息暴疾；又卑基墙薄，薄脉少血，其肉不实，数中风寒，血气虚，脉不通，真邪相攻，乱而相引，故中寿而尽也。

五味第五十六（节选）

黄帝曰：愿闻谷气有五味，其入五脏，分别奈何？伯高曰：胃者，五脏六腑之海也，水谷皆入于胃，五脏六腑，皆禀气于胃。五味各走其所喜，谷味酸，先走肝，谷味苦，先走心，谷味甘，先走脾，谷味辛，先走肺，谷味咸，先走肾。谷气津液已行，营卫大通，乃化糟粕，以次传下。

黄帝曰：营卫之行奈何？伯高曰：谷始入于胃，其精微者，先出于胃之两焦，以溉五脏，别出两行，营卫之道。其大气之搏而不行者，积于胸中，命曰气海，出于肺，循咽喉，故呼则出，吸则入。天地之精，其大数常出三入一，故谷不入，半日则气衰，一日则气少矣。

百病始生第六十六（节选）

黄帝问于岐伯曰：夫百病之始生也，皆于风雨寒暑，清湿喜怒，喜怒不节则伤脏，风雨则伤上，清湿则伤下。三部之气所伤异类，愿闻其会。岐伯曰：三部之气各不同，或起于阴，或起于阳，请言其方。喜怒不节则伤脏，脏伤则病起于阴也，清湿袭虚，则病起于下，风雨袭虚，则病起于上，是谓三部，至于其淫泆，不可胜数。

黄帝曰：余固不能数，故问先师，愿卒闻其道。岐伯曰：风雨寒热，不得虚，邪不能独伤人。卒然逢疾风暴雨而不病者，盖无虚，故邪不能独伤人。此必因虚邪之风，与其身形，两虚相得，乃客其形。两实相逢，众人肉坚，其中于虚邪也，因于天时，与其身形，参以虚实，大病乃成。气有定舍，因处为名，上下中外，分为三员。

是故虚邪之中人也，始于皮肤，皮肤缓则腠理开，开则邪从毛发入，入则抵深，深则毛发立，毛发立则淅然，故皮肤痛。留而不去，则传舍于络脉，在络之时，痛于肌肉，其痛之时，息，大经乃去。留而不去，则传舍于经，在经之时，洒淅喜惊。留而不去，传舍于俞，在俞之时，六经不通四肢，则肢节痛，腰脊乃强。留而不去，传舍于伏冲之脉，在伏冲之时，体重身痛。留而不去，传舍于肠胃，在肠胃之时，贲响，腹胀，多寒则肠鸣飧泄，食不化，多热则溏出糜。留而不去，传舍于肠胃之外，募原之间，留着于脉，稽留而不去，息而成积。或着孙脉，若着络脉，或着经脉，或着俞脉，或着于伏冲之脉，或着于膂筋，或着于肠胃之募原，上连于缓筋，邪气淫泆，不可胜论。

辛然多食饮，则肠满，起居不节，用力过度，则络脉伤，阳络伤则血外溢，血外溢则衄血，阴络伤则血内溢，血内溢则后血。肠胃之络伤则血溢于肠外，肠外有寒，汁沫与血相搏，则并合凝聚不得散，而积成矣。卒然外中于寒，若内伤于忧怒，则气上逆，气上逆则六俞不通，温气不行，凝血蕴里而不散，津液涩渗，着而不去，而积皆成矣。

邪客第七十一（节选）

五谷入于胃也，糟粕、津液、宗气，分为三隧。故宗气积于胸中，出于喉咙，以贯心脉，而行呼吸焉。营气者，泌其津液，注之于脉，化以为血，以荣四末，内注五脏六腑，以应刻数焉。卫气者，出其悍气之剽疾，而先行于四末，分肉皮肤之间，而不休者也。昼日行于阳，夜行于阴，常从足少阴之分间，行于五脏六腑。

心者，五脏六腑之大主也，精神之所舍也，其脏坚固，邪弗能容也。容之则心伤，心伤则神去，神去则死矣。故诸邪之入于心者，皆在于心之包络。包络者，心主之脉也，故独无俞焉。

九针论第七十八（节选）

五脏气，心主噫，肺主咳，肝主语，脾主吞，肾主欠。六腑气，胆为怒，胃为气逆哕，大肠小肠为泄，膀胱不约为遗溺，下焦溢为水。

五味：酸入肝，辛入肺，苦入心，甘入脾，咸入肾，淡入胃，是谓五味。

五并：精气并肝则忧，并心则喜，并肺则悲，并肾则恐，并脾则畏，是谓五精之气，并于脏也。

五恶：肝恶风，心恶热，肺恶寒，肾恶燥，脾恶湿，此五脏气所恶也。

五液：心主汗，肝主泣，肺主涕，肾主唾，脾主涎，此五液所出也。

五劳：久视伤血，久卧伤气，久坐伤肉，久立伤骨，久行伤筋，此五久劳所病也。

五走：酸走筋，辛走气，苦走血，咸走骨，甘走肉，是谓五走也。

五裁：病在筋，无食酸；病在气，无食辛；病在骨，无食咸；病在血，无食苦；病在肉，无食甘。口嗜而欲食之，不可多也，必自裁也，命曰五裁。

五发：阴病发于骨，阳病发于血，以味发于气，阳病发于冬，阴病发于夏。

五邪：邪入于阳，则为狂；邪入于阴，则为血痹；邪入于阳，转则为癫疾；邪入于阴，转则为喑；阳入之于阴，病静；阴出之于阳，病喜怒。

五脏：心藏神，肺藏魄，肝藏魂，脾藏意，肾藏精志也。

五主：心主脉，肺主皮，肝主筋，脾主肌，肾主骨。

阳明多血多气，太阳多血少气，少阳多气少血，太阴多血少气，厥阴多血少气，少阴多气少血。

大惑论第八十（节选）

五脏六腑之精气，皆上注于目而为之精。精之窠为眼，骨之精为瞳子，筋之精为黑眼，血之精为络，其窠气之精为白眼，肌肉之精为约束，裹撷筋骨血气之精，而与脉并为系。上属于脑，后出于项中。

故邪中于项，因逢其身之虚，其入深，则随眼系以入于脑。入于脑则脑转，脑转则引目系急。目系急则目眩以转矣。邪中精，其精所中不相比也，则精散。精散则视歧，视歧见两物。目者，五脏六腑之精也，营卫魂魄之所常营也，神气之所生也。故神劳则魂魄散，志意乱。是故瞳子黑眼法于阴，白眼赤脉法于阳也。故阴阳合传而精明也。目者，心使也。心者，神之舍也，故神精乱而不转。卒然见非常处，精神魂魄，散不相得，故曰惑也。

二、《神农本草经》

【导读】

《神农本草经》是现存最早的中药学著作，大约成书于汉代，但原书已佚，从南宋开始，就有医家进行整理辑复，其中比较有影响的有清代孙星衍、顾观光等人的辑复本，本节所选即以孙星衍辑复本为主。《神农本草经》是中医四大经典著作之一，但目前对其重视程度却并不够，而本书体现了中药学发展早期对药物的认识理论，在对张仲景著作、魏晋南北朝医著，以至后世方书的研究中，本书都具有重要的参考价值。由于历史时代的局限性，本书也存在着一些错误的认识，需要注意辨别。

【原文】

1. 上品

丹砂，味甘，微寒。主身体五脏百病，养精神，安魂魄，益气，明目，杀精魅邪恶鬼。久服通神明，不老。能化为汞。生山谷。

云母，味甘，平。主身皮死肌，中风寒热，如在车船上，除邪气，安五脏，益子精，明目，久服轻身延年。一名云珠，一名云华，一名云英，一名云液，一名云沙，一名磷石。生山谷。

玉泉，味甘，平。主五脏百病，柔筋强骨，安魂魄，长肌肉，益气，久服耐寒暑，不饥渴，不老神仙。人临死服五斤，死三年色不变。一名玉札。生山谷。

石钟乳，味甘，温。主咳逆上气，明目，益精，安五脏，通百节，利九窍，下乳汁。生山谷。

涅石，味酸，寒。主寒热泄利，白沃阴蚀，恶疮，目痛，坚骨齿。炼饵服之，轻身不老，增年。一名羽涅。生山谷。

消石，味苦，寒。主五脏积热，胃胀闭，涤去蓄结饮食，推陈致新，除邪气。炼之如膏，久服轻身。生山谷。

朴硝，味苦，寒。主百病，除寒热邪气，逐六腑积聚、结固留癖，能化七十二种石。炼饵服之，轻身神仙。生山谷。

滑石，味甘，寒。主身热，泄澼，女子乳难，癃闭，利小便，荡胃中积聚寒热，益精气。久服轻身，耐饥，长年。生山谷。

石胆，味酸，寒。主明目，目痛，金创，诸痫痉，女子阴蚀痛，石淋，寒热，崩中下血，诸邪毒气，令人有子。炼饵服之，不老，久服增寿，神仙。能化铁为铜成金银。一名毕石。生山谷。

空青，味甘，寒。主青盲，耳聋，明目，利九窍，通血脉，养精神。久服轻身，延年不老。能化铜铁铅锡作金。生山谷。

曾青，味酸，小寒。主目痛，止泪，出风痹，利关节，通九窍，破癥坚积聚。久服轻身不老。能化金铜。生山谷。

禹余粮，味甘，寒。主咳逆，寒热，烦满，下赤白，血闭，癥瘕，大热。炼饵服之，不饥，轻身延年。生池泽及山岛中。

太一余粮，味甘，平。主咳逆上气，癥瘕，血闭，漏下，除邪气。久服耐寒暑，不饥，轻身，飞行千里，神仙。一名石脑。生山谷。

白石英，味甘，微温。主消渴，阴痿不足，咳逆，胸膈间久寒，益气，除风湿痹。久服轻身长年。生山谷。

紫石英，味甘，温。主心腹咳逆邪气，补不足，女子风寒在子宫，绝孕十年无子。久服温中，轻身延年。生山谷。

青石、赤石、黄石、白石、黑石脂等，味甘，平。主黄疸，泄利，肠澼脓血，阴蚀，下血赤白，邪气痈肿、疽、痔、恶疮、头疡、疥瘙。久服补髓益气，肥健不饥，轻身延年。五石脂各随五色补五脏。生山谷中。

白青，味甘，平。主明目，利九窍，耳聋，心下邪气，令人吐，杀诸毒三虫。久服通神明，轻身，延年不老。生山谷。

扁青，味甘，平。主目痛，明目，折跌，痈肿，金创不瘳，破积聚，解毒气，利精神。久服轻身不老。生山谷。

菖蒲，味辛，温。主风寒湿痹，咳逆上气，开心孔，补五脏，通九窍，明耳目，出声音。久服轻身，不忘，不迷惑，延年。一名昌阳。生池泽。

菊花，味苦，平。主诸风，头眩肿痛，目欲脱，泪出，皮肤死肌，恶风湿痹。久服利血气，轻身，耐老延年。一名节华。生川泽及田野。

人参，味甘，微寒。主补五脏，安精神，定魂魄，止惊悸，除邪气，明目，开心益智。久服轻身延年。一名人衔，一名鬼盖。生山谷。

天门冬，味苦，平。主诸暴风湿偏痹，强骨髓，杀三虫，去伏尸。久服轻身，益气延年。一名颠勒。生山谷。

甘草，味甘，平。主五脏六腑寒热邪气，坚筋骨，长肌肉，倍力，金疮，尰，解毒。久服轻身延年。生川谷。

干地黄，味甘，寒。主折跌绝筋，伤中，逐血痹，填骨髓，长肌肉，作汤除寒热积聚，除痹，生者尤良。久服轻身不老。一名地髓。生川泽。

术，味苦，温。主风寒湿痹，死肌，痉，疸，止汗，除热，消食。作煎饵，久服轻身延年，不饥。一名山蓟。生山谷。

菟丝子，味辛，平。主续绝伤，补不足，益气力，肥健。汁，去面皯。久服明目，轻身延年。一名菟芦。生川泽。

牛膝，味苦，酸。主寒湿痿痹，四肢拘挛，膝痛不可屈伸，逐血气，伤热火烂，堕胎。久服轻身耐老。一名百倍。生川谷。

茺蔚子，味辛，微温。主明目，益精，除水气。久服轻身。茎，主瘾疹痒。可作浴汤。一名益母，一名益明，一名大札。生池泽。

女萎，味甘，平。主中风暴热，不能动摇，跌筋结肉，诸不足。久服，去面黑皯，好颜色，润泽，轻身不老。生山谷。

防葵，味辛，寒。主疝瘕，肠泄，膀胱热结，溺不下，咳逆，温疟，癫痫，惊邪狂走。久服坚骨髓，益气轻身。一名梨盖。生川谷。

柴胡，味苦，平。主心腹，去肠胃中结气，饮食积聚，寒热邪气，推陈致新。久服轻身，明目益精。一名地熏。

麦门冬，味甘，平。主心腹结气，伤中伤饱，胃络脉绝，羸瘦短气。久服轻身，不老不饥。生川谷及堤坂。

独活，味苦，平。主风寒所击，金疮止痛，贲豚，痫痓，女子疝瘕。久服轻身耐老。一名羌活，一名羌青，一名护羌使者。生川谷。

车前子，味甘，寒。主气癃，止痛，利水道小便，除湿痹。久服轻身耐老。一名当道。生平泽。

木香，味辛。主邪气，辟毒疫温鬼，强志，主淋露。久服不梦寤魇寐。生山谷。

薯蓣，味甘，温。主伤中，补虚羸，除寒热邪气，补中，益气力，长肌肉。久服耳目聪明，轻身不饥，延年。一名山芋。生山谷。

薏苡仁，味甘，微寒。主筋急，拘挛不可屈伸，风湿痹，下气。久服轻身益气。其根下三虫。一名解蠡。生平泽及田野。

泽泻，味甘，寒。主风寒湿痹，乳难，消水，养五脏，益气力，肥健。久服耳目聪明，不饥，延年轻身，面生光，能行水上。一名水泻，一名芒芋，一名鹄泻。生池泽。

远志，味苦，温。主咳逆，伤中，补不足，除邪气，利九窍，益智慧，耳目聪明不忘，强志，倍力。久服轻身不老。叶，名小草，一名棘菀，一名葽绕，一名细草。生川谷。

龙胆，味苦，寒。主骨间寒热，惊痫邪气，续绝伤，定五脏，杀蛊毒。久服益智不忘，轻身耐老。一名陵游。生山谷。

细辛，味辛，温。主咳逆，头痛，脑动，百节拘挛，风湿痹痛，死肌。久服明目，利九窍，轻身长年。一名小辛。生山谷。

石斛，味甘，平。主伤中，除痹，下气，补五脏虚劳羸瘦，强阴。久服厚肠胃，轻身延年。一名林兰。生山谷。

巴戟天，味辛，微温。主大风邪气，阴痿不起，强筋骨，安五脏，补中，增志，益气。生山谷。

白英，味甘，寒。主寒热，八疸，消渴，补中益气。久服轻身延年。一名谷菜。生山谷。

白蒿，味甘，平。主五脏邪气，风寒湿痹，补中益气，长毛发令黑，疗心悬，少食，常饥。久服轻身，耳目聪明，不老。生川泽。

赤箭，味辛，温。主杀鬼精物，蛊毒，恶气。久服益气力，长阴，肥健，轻身，增年。一名离母，一名鬼督邮。生川谷。

菴䕡子，味苦，微寒。主五脏瘀血，腹中水气，胪张，留热，风寒湿痹，身体诸痛。久服轻身，延年不老。生川谷。

析蓂子，味辛，微湿。主明目，目痛泪出，除痹，补五脏，益精光。久服轻身不老。一名蔑菥，一名大蕺，一名马辛。生川泽及道旁。

菁实，味苦，平。主益气，充肌肤，明目，聪慧，先知。久服不饥，不老，轻身。生山谷。

赤芝，味苦，平。主胸中结，益心气，补中，增慧智，不忘。久食轻身不老，延年神仙。一名丹芝。

黑芝，味咸，平。主癃，利水道，益肾气，通九窍，聪察。久食轻身不老，延年神仙。一名元芝。

青芝，味酸，平。主明目，补肝气，安精魂，仁恕。久食轻身不老，延年神仙。一名龙芝。

白芝，味辛，平。主咳逆上气，益肺气，通利口鼻，强志意，勇悍，安魄。久食轻身不老，延年神仙。一名玉芝。

黄芝，味甘，平。主心腹五邪，益脾气，安神，忠信和乐。久食轻身不老，延年神仙。一名金芝。

紫芝，味甘，温。主耳聋，利关节，保神，益精气，坚筋骨，好颜色。久服轻身，不老延年。一名木芝。生山谷（旧作六种，今并）。

卷柏，味辛，温。主五脏邪气，女子阴中寒热痛，癥瘕，血闭，绝子。久服轻身，和颜色。一名万岁。生山谷石间。

蓝实，味苦，寒。主解诸毒，杀蛊蚑、疰鬼、螫毒。久服头不白，轻身。生平泽。

芎䓖，味辛，温。主中风入脑，头痛，寒痹，筋挛缓急，金疮，妇人血闭无子。生川谷。

蘪芜，味辛，温。主咳逆，定惊气，辟邪恶，除蛊毒鬼疰，去三虫。久服通神。一名薇芜。生川泽。

黄连，味苦，寒。主热气，目痛，眦伤泣出，明目，肠澼，腹痛下利，妇人阴中肿痛。久服令人不忘。一名王连。生川谷。

络石，味苦，温。主风热，死肌，痈伤，口干舌焦，痈肿不消，喉舌肿，水浆不下。久服轻身明目，润泽，好颜色，不老延年。一名石鲮。生川谷。

蒺藜子，味苦，温。主恶血，破癥结积聚，喉痹，乳难。久服长肌肉，明目轻身。一名旁通，一名屈人，一名止行，一名豺羽，一名升推。生平泽或道旁。

黄芪，味甘，微温。主痈疽，久败疮，排脓止痛，大风癞疾，五痔鼠瘘，补虚，小儿百病。一名戴糁。生山谷。

肉苁蓉，味甘，微温。主五劳七伤，补中，除茎中寒热痛，养五脏，强阴，益精气，多子，妇人癥瘕。久服轻身。生山谷。

防风，味甘，温，无毒。主大风，头眩痛，恶风，风邪，目盲无所见，风行周身，骨节疼痹，烦满。久服轻身。一名铜芸。生川泽。

蒲黄，味甘，平。主心腹膀胱寒热，利小便，止血，消瘀血。久服轻身，益气力，延年神仙。生池泽。

香蒲，味甘，平。主五脏心下邪气，口中烂臭，坚齿，明目，聪耳。久服轻身耐老。一名睢。生池泽。

续断，味苦，微温。主伤寒，补不足，金疮痈伤，折跌，续筋骨，妇人乳难。久服益气力。一名龙豆，一名属折。生山谷。

漏芦，味苦咸，寒。主皮肤热，恶疮，疽痔，湿痹，下乳汁。久服轻身益气，耳目聪明，不老延年。一名野兰。生山谷。

营实，味酸，温。主痈疽，恶疮结肉，跌筋败疮，热气阴蚀不瘳，利关节。一名墙薇，一名墙麻，一名牛棘。生川谷。

天名精，味甘，寒。主瘀血，血瘕欲死，下血，止血，利小便。久服轻身耐老。一名麦句姜，一名虾蟆蓝，一名豕首。生川泽。

决明子，味咸，平。主青盲，目淫肤赤白膜，眼赤痛，泪出。久服益精光，轻身。生川泽。

丹参，味苦，微寒。主心腹邪气，肠鸣幽幽如走水，寒热积聚，破癥除瘕，止烦满，益气。一名却蝉草。生川谷。

茜根，味苦，寒。主寒湿风痹，黄疸，补中。生川谷。

飞廉，味苦，平。主骨节热，胫重酸疼。久服令人身轻。一名飞轻。生川泽。

五味子，味酸，温。主益气，咳逆上气，劳伤羸瘦，补不足，强阴，益男子精。生山谷。

旋华，味甘，温。主益气，去面奸黑色，媚好。其根味辛，主腹中寒热邪气，利小便。久服不饥轻身。一名筋根华，一名金沸。生平泽。

兰草，味辛，平。主利水道，杀蛊毒，辟不祥。久服益气轻身，不老，通神明。一名水香。生池泽。

蛇床子，味苦，平。主妇人阴中肿痛，男子阴痿湿痒，除痹气，利关节，癫痫，恶疮。久服轻身。一名蛇米。生川谷及田野。

地肤子，味苦，寒。主膀胱热，利小便，补中益精气。久服耳目聪明，轻身耐老。一名地葵。生平泽及田野。

景天，味苦，平。主大热，火疮，身热烦邪恶气。花主女人漏下赤白，轻身明目。一名戒火，一名慎火。生川谷。

茵陈，味苦，平。主风湿寒热邪气，热结，黄疸。久服轻身，益气，耐老。生邱陵坂岸上。

杜若，味辛，微温。主胸胁下逆气，温中，风入脑户，头肿痛，多涕泪出。久服益精，明目，轻身。一名杜衡。生川泽。

沙参，味苦，微寒。主血积，惊气，除寒热，补中，益肺气。久服利人。一名知母。生川谷。

白兔藿，味苦，平。主蛇虺、蜂、虿、猘狗、菜、肉、蛊毒、鬼疰。一名白葛。生山谷。

徐长卿，味辛，温。主鬼物百精，蛊毒，疫疾，邪恶气，温疟。久服强悍轻身。一名鬼督邮。生山谷。

石龙刍，味苦，微寒。主心腹邪气，小便不利，淋闭，风湿，鬼疰，恶毒。久服补虚赢，轻身，耳目聪明，延年。一名龙须，一名草续断，一名龙珠。生山谷。

薇衔，味苦，平。主风湿痹，历节痛，惊痫，吐舌，悸气，贼风，鼠瘘，痈肿。一名麋衔。生川泽。

云实，味辛，温。主泄利肠澼，杀虫，蛊毒，去邪恶结气，止痛除热。花主见鬼精物。多食令人狂走。久服轻身通神明。生川谷。

王不留行，味苦，平。主金疮止血，逐痛出刺，除风痹内寒。久服轻身耐老，增寿。生山谷。

升麻，味甘，辛。主解百毒，杀百老物、殃鬼，辟温疾、瘴邪、毒蛊。久服不夭。一名周升麻。生山谷。

青蘘，味甘，寒。主五脏邪气，风寒湿痹，益气，补脑髓，坚筋骨。久服耳目聪明，不饥不老，增寿。巨胜苗也。生川谷。

姑活，味甘，温。主大风邪气，湿痹寒痛。久服轻身，益寿耐老。一名冬葵子。

别羁，味苦，微温。主风寒湿痹，身重，四肢疼酸，寒邪，历节痛。生川谷。

屈草，味苦，微寒。主胸胁下痛，邪气腹间寒热，阴痹。久服轻身，益气耐老。生川泽。

淮木，味苦，平。主久咳上气，伤中虚羸，女子阴蚀，漏下赤白沃。一名百岁城中木。生山谷。

牡桂，味辛，温。主上气咳逆，结气喉痹，吐吸，利关节，补中益气。久服通神，轻身不老。生山谷。

菌桂，味辛，温。主百病，养精神，和颜色，为诸药先聘通使。久服轻身不老，面生光华，媚好常如童子。生山谷。

松脂，味苦，温。主痈疽，恶创，头疡，白秃，疥瘙风气，安五脏，除热。久服轻身，不老延年。一名松膏，一名松肪。生山谷。

槐实，味苦，寒。主五内邪气热，止涎唾，补绝伤，五痔，火疮，妇人乳瘕、子脏急痛。生平泽。

枸杞，味苦，寒。主五内邪气，热中消渴，周痹。久服坚筋骨，轻身不老。一名杞根，一名地骨，一名枸忌，一名地辅。生平泽。

柏实，味甘，平。主惊悸，安五脏，益气，除湿痹。久服令人润泽美色，耳目聪明，不饥不老，轻身延年。生山谷。

茯苓，味甘，平。主胸胁逆气，忧恚，惊邪，恐悸，心下结痛，寒热烦满，咳逆，口焦舌干，利小便。久服安魂养神，不饥延年。一名茯菟。生山谷。

榆皮，味甘，平。主大小便不通，利水道，除邪气。久服轻身不饥。其实尤良。一名零榆。生山谷。

酸枣，味酸，平。主心腹寒热，邪结气聚，四肢酸疼，湿痹。久服安五脏，轻身延年。生川泽。

蘖木，味苦，寒。主五脏肠胃中结热，黄疸，肠痔，止泄利，女子漏下赤白，阴阳蚀疮。一名檀桓。生山谷。

干漆，味辛，温，无毒。主绝伤，补中，续筋骨，填髓脑，安五脏，五缓六急，风寒湿痹。生漆，去长虫。久服轻身耐老。生川谷。

五加皮，味辛，温。主心腹疝气腹痛，益气疗躄，小儿不能行，疽疮，阴蚀。一名豺漆。

蔓荆实，味苦，微寒。主筋骨间寒热痹，拘挛，明目坚齿，利九窍，去白虫。久服轻身耐老。小荆实亦等。生山谷。

辛夷，味辛，温。主五脏身体寒风，头脑痛，面皯。久服下气轻身，明目，增年耐老。一名辛矧，一名侯桃，一名房木。生川谷。

桑上寄生，味苦，平。主腰痛，小儿背强，痈肿，安胎，充肌肤，坚发齿，长须眉。其实明目，轻身，通神。一名寄屑，一名寓木，一名宛童。生川谷。

杜仲，味辛，平。主腰脊痛，补中，益精气，坚筋骨，强志，除阴下痒湿，小便余沥。久服轻身耐老。一名思仙。生山谷。

女贞实，味苦，平。主补中，安五脏，养精神，除百疾。久服肥健，轻身不老。生山谷。

　　木兰，味苦，寒。主身大热在皮肤中，去面热，赤疱、酒皶，恶风癫疾，阴下痒湿，明耳目。一名林兰。生川谷。

　　蕤核，味甘，温。主心腹邪结气，明目，目赤痛伤泪出。久服轻身益气，不饥。生川谷。

　　橘柚，味辛，温。主胸中瘕热逆气，利水谷。久服去臭，下气，通神。一名橘皮。生川谷。

　　发髲，味苦，温。主五癃关格不通，利小便水道，疗小儿痫，大人痓，仍自还神化。

　　龙骨，味甘，平。主心腹鬼疰，精物老魅，咳逆，泄利脓血，女子漏下，癥瘕坚结，小儿热气惊痫。齿，主小儿大人惊痫，癫疾狂走，心下结气，不能喘息，诸痉，杀精物。久服轻身，通神明，延年。生山谷。

　　麝香，味辛，温。主辟恶气，杀鬼精物，温疟，蛊毒，痫痓，去三虫。久服除邪，不梦寤魇寐。生川谷。

　　牛黄，味苦，平。主惊痫，寒热，热盛狂痉，除邪逐鬼。生平泽。

　　熊脂，味甘，微寒。主风痹不仁，筋急，五脏腹中积聚，寒热，羸瘦，头疡，白秃，面皯疱。久服强志，不饥轻身。生山谷。

　　白胶，味甘，平。主伤中劳绝，腰痛，羸瘦，补中益气，妇人血闭无子，止痛安胎。久服轻身延年。一名鹿角胶。

　　阿胶，味甘，平。主心腹内崩劳极，洒洒如疟状，腰腹痛，四肢酸疼，女子下血，安胎。久服轻身益气。一名傅致胶。

丹雄鸡，味甘，微温。主女人崩中漏下、赤白沃，补虚温中，止血，通神，杀毒，辟不祥。头，主杀鬼，东门上者尤良。肪，主耳聋。肠，主遗溺。肶胵里黄皮，主泄利。屎白，主消渴，伤寒寒热。黑雌鸡，主风寒湿痹，五缓六急，安胎。翮羽，主下血闭。鸡子，主除热，火疮，痫痉，可作虎魄神物。鸡白蠹，肥脂。生平泽。

雁肪，味甘，平。主风挛拘急，偏枯，气不通利。久服益气不饥，轻身耐老。一名鹜肪。生池泽。

石蜜，味甘，平。主心腹邪气，诸惊痫痉，安五脏诸不足，益气补中，止痛解毒，除众病，和百药。久服强志，轻身不饥不老。一名石饴。生山谷。

蜂子，味甘，平。主风头，除蛊毒，补虚羸伤中。久服令人光泽，好颜色，不老。大黄蜂子，主心腹胀满痛，轻身益气。土蜂子，主痈肿。一名蜚零。生山谷。

蜜蜡，味甘，微温。主下利脓血，补中，续绝伤金创，益气，不饥，耐老。生山谷。

牡蛎，味咸，平。主伤寒寒热，温疟洒洒，惊恚怒气，除拘缓，鼠瘘，女子带下赤白。久服强骨节，杀邪鬼，延年。一名蛎蛤。生池泽。

龟甲，味咸，平。主漏下赤白，破癥瘕，痎疟，五痔，阴蚀，湿痹，四肢重弱，小儿囟不合。久服轻身不饥。一名神屋。生池泽。

桑螵蛸，味咸，平。主伤中，疝瘕，阴痿，益精生子，女子血闭，腰痛，通五淋，利小便水道。一名蚀肬。生桑枝上，采蒸之。

海蛤，味苦，平。主咳逆上气，喘息烦满，胸痛，寒热。一名魁蛤。

文蛤，主恶疮，蚀五痔。

蠡鱼，味甘，寒。主湿痹，面目浮肿，下大水。一名鮦鱼。生池泽。

鲤鱼胆，味苦，寒。主目热赤痛，青盲，明目。久服强悍，益志气。生池泽。

藕实茎，味甘，平。主补中养神，益气力，除百疾。久服轻身耐老，不饥延年。一名水芝丹。生池泽。

大枣，味甘，平。主心腹邪气，安中养脾，助十二经，平胃气，通九窍，补少气少津液，身中不足，大惊，四肢重，和百药。久服轻身长年。叶覆麻黄能令出汗。生平泽。

葡萄，味甘，平。主筋骨湿痹，益气，倍力，强志，令人肥健，耐饥，忍风寒。久食轻身，不老延年，可作酒。生山谷。

蓬蘽，味酸，平。主安五脏，益精气，长阴令坚，强志倍力，有子。久服轻身不老。一名覆盆。生平泽。

鸡头实，味甘，平。主湿痹，腰脊膝痛，补中，除暴疾，益精气，强志，令耳目聪明。久服轻身不饥，耐老神仙。一名雁喙实。生池泽。

胡麻，味甘，平。主伤中虚羸，补五内，益气力，长肌肉，填髓脑。久服轻身不老。一名巨胜，叶名青蘘。生川泽。

麻蕡，味辛，平。主五劳七伤，利五脏，下血寒气，多食令人见鬼狂走。久服通神明，轻身。一名麻勃。麻子，味甘平，主补中益气，肥健不老神仙。生川谷。

冬葵子，味甘，寒。主五脏六腑寒热，羸瘦，五癃，利小便。久服坚骨，长肌肉，轻身延年。

苋实，味甘，寒。主青盲，明目，除邪，利大小便，去寒热。久服益气力，不饥轻身。一名马苋。

瓜蒂，味苦，寒。主大水，身面四肢浮肿，下水，杀蛊毒，咳逆上气，及食诸果病在胸腹中，皆吐下之。生平泽。

瓜子，味甘，平。主令人悦泽，好颜色，益气不饥。久服轻身耐老。一名水芝。生平泽。

苦菜，味苦，寒。主五脏邪气，厌谷，胃痹。久服安心益气，聪察少卧，轻身耐老。一名茶草，一名选。生川谷。

2. 中品

雄黄，味苦，平、寒。主寒热鼠瘘，恶疮，疽痔，死肌，杀精物、恶鬼、邪气、百虫毒，胜五兵。炼食之，轻食神仙。一名黄食石。生山谷。

石硫黄，味酸，温。主妇人阴蚀，疽痔恶血，坚筋骨，除头秃，能化金、银、铜、铁奇物。生山谷。

雌黄，味辛，平。主恶疮，头秃，痂疥，杀毒虫虱，身痒，邪气诸毒。炼之久服轻身，增年不老。生山谷。

水银，味辛，寒。主疥瘘痂疡，白秃，杀皮肤中虱，堕胎，除热，杀金、银、铜、锡毒。熔化还复为丹，久服神仙不死。生平土。

石膏，味辛，微寒。主中风寒热，心下逆气，惊喘，口干舌焦不能息，腹中坚痛，除邪鬼，产乳，金疮。生山谷。

磁石，味辛，寒。主周痹，风湿，肢节中痛，不可持物，洗洗酸消，除大热烦满及耳聋。一名玄石。生山谷。

凝水石，味辛，寒。主身热，腹中积聚邪气，皮中如火烧，烦满，水饮之。久服不饥。一名白水石。生山谷。

阳起石，味咸，微温。主崩中漏下，破子脏中血，癥瘕结气，寒热腹痛，无子，阴痿不起，补不足。一名白石。生山谷。

孔公孽，味辛，温。主伤食不化，邪结气，恶疮，疽瘘痔，利九窍，下乳汁。生山谷。

殷孽，味辛，温。主烂伤瘀血，泄利，寒热，鼠瘘，癥瘕，结气。一名姜石。生山谷。

铁精，平。主明目，化铜。铁落，味辛，平。主风热恶疮、疡疽、疮痂、疥气在皮肤中。铁，主坚肌耐痛。生平泽。

理石，味辛，寒。主身热，利胃，解烦，益精明目，破积聚，去三虫。一名立制石。生山谷。

长石，味辛，寒。主身热四肢寒厥，利小便，通血脉，明目去翳眇，下三虫，杀蛊毒。久服不饥。一名方石。生山谷。

肤青，味辛，平。主蛊毒，及蛇、菜、肉诸毒，恶疮。生川谷。

干姜，味辛，温。主胸满，咳逆上气，温中止血，出汗，逐风湿痹，肠澼下利。生者尤良。久服去臭气，通神明。生川谷。

枲耳实，味甘，温。主风头寒痛，风湿周痹，四肢拘挛痛，恶肉死肌。久服益气，耳目聪明，强志，轻身。一名胡枲，一名地葵。生川谷。

葛根，味甘，平。主消渴，身大热，呕吐，诸痹，起阴气，解诸毒。葛谷，主下利十岁已上。一名鸡齐根。生川谷。

栝楼根，味苦，寒。主消渴，身热，烦满，大热，补虚安中，续绝伤。一名地楼。生川谷及山阴。

苦参，味苦，寒。主心腹结气，癥瘕积聚，黄疸，溺有余沥，逐水，除痈肿，补中，明目止泪。一名水槐，一名苦蘵。生山谷及田野。

当归，味甘，温。主咳逆上气，温疟，寒热洗洗在皮肤中，妇人漏下绝子，诸恶疮疡，金疮。煮饮之。一名干归。生川谷。

麻黄，味苦，温。主中风伤寒，头痛，温疟，发表出汗，去邪热气，止咳逆上气，除寒热，破癥坚积聚。一名龙沙。

通草，味辛，平。主去恶虫，除脾胃寒热，通利九窍、血脉、关节，令人不忘。一名附支。生山谷。

芍药，味苦，平。主邪气腹痛，除血痹，破坚积寒热，疝瘕，止痛，利小便，益气。生川谷及丘陵。

蠡实，味甘，平。主皮肤寒热，胃中热气，风寒湿痹，坚筋骨，令人嗜食。久服轻身。花叶去白虫。一名剧草，一名三坚，一名豕首。生川谷。

瞿麦，味苦，寒。主关格，诸癃结，小便不通，出刺，决痈肿，明目去翳，破胎堕子，下闭血。一名巨句麦。生川谷。

元参，味苦，微寒。主腹中寒热积聚，女子产乳余疾，补肾气，令人目明。一名重台。生川谷。

秦艽，味苦，平。主寒热邪气，寒湿风痹，肢节痛，下水利小便。生山谷。

百合，味甘，平。主邪气腹胀心痛，利大小便，补中益气。生川谷。

知母，味苦，寒。主消渴热中，除邪气，肢体浮肿，下水，补不足，益气。一名蚔母，一名连母，一名野蓼，一名地参，一名水参，一名水浚，一名货母，一名蝭母。生川谷。

贝母，味辛，平。主伤寒烦热，淋沥邪气，疝瘕，喉痹，乳难，金疮风痉。一名空草。

白芷，味辛，温。主女人漏下赤白，血闭阴肿，寒热风头侵目泪出，长肌肤润泽，可作面脂。一名芳香。生川谷。

淫羊藿，味辛，寒。主阴痿绝伤，茎中痛，利小便，益气力，强志。一名刚前。生山谷。

黄芩，味苦，平。主诸热，黄疸，肠澼，泄利，逐水，下血闭，恶疮，疽蚀，火疡。一名腐肠。生川谷。

狗脊，味苦，平。主腰背强，关机缓急，周痹寒湿膝痛，颇利老人。一名百枝。生川谷。

石龙芮，味苦，平。主风寒湿痹，心腹邪气，利关节，止烦满。久服轻身，明目不老。一名鲁果能，一名地椹。生川泽石边。

茅根，味甘、寒。主劳伤虚羸，补中益气，除瘀血，血闭，寒热，利小便。其苗主下水。一名兰根，一名茹根。

生山谷田野。

紫菀，味苦，温。主咳逆上气，胸中寒热结气，去蛊毒痿蹶，安五脏。生山谷。

紫草，味苦、寒。主心腹邪气，五疸，补中益气，利九窍，通水道。一名紫丹，一名紫芙。生山谷。

败酱，味苦，平。主暴热，火疮赤气，疥瘙，疽、痔，马鞍热气。一名鹿肠。生川谷。

白鲜，味苦，寒。主头风，黄疸，咳逆，淋沥，女子阴中肿痛，湿痹死肌，不可屈伸起止行步。生川谷。

酸浆，味酸，平。主热烦满，定志，益气，利水道，产难吞其实立产。一名醋酱。生川泽。

紫参，味苦辛，寒。主心腹积聚，寒热邪气，通九窍，利大小便。一名牡蒙。生山谷。

藁本，味辛，温。主妇人疝瘕，阴中寒肿痛，腹中急，除风头痛，长肌肤，悦颜色。一名鬼卿，一名地新。生山谷。

石韦，味苦，平。主劳热邪气，五癃闭不通，利小便水道。一名石皮。生山谷石上。

萆薢，味苦，平。主腰脊痛，强骨节，风寒湿周痹，恶疮不瘳，热气。生山谷。

白薇，味苦，平。主暴中风，身热，肢满，忽忽不知人，狂惑邪气，寒热酸痛，温疟洗洗发作有时。生川谷。

水萍，味辛，寒。主暴热身痒，下水气，胜酒，长须发，止消渴。久服轻身。一名水华。生池泽。

王瓜，味苦，寒。主消渴，内痹瘀血月闭，寒热酸疼，益气，愈聋。一名土瓜。生平泽。

地榆，味苦，微寒。主妇人乳痓痛，七伤，带下病，止痛，除恶肉，止汗，疗金创。生山谷。

海藻，味苦，寒。主瘿瘤气，颈下核，破散结气，痈肿癥瘕坚气，腹中上下鸣，下十二水肿。一名落首。生池泽。

泽兰，味苦，微温。主乳妇内衄，中风余疾，大腹水肿，身面四肢浮肿，骨节中水，金疮，痈肿，疮脓。一名虎兰，一名龙枣。生大泽傍。

防己，味辛，平。主风寒温疟，热气诸痫，除邪，利大小便。一名解离。生川谷。

款冬花，味辛，温。主咳逆上气善喘，喉痹，诸惊痫，寒热邪气。一名橐吾，一名颗冻，一名虎须，一名菟奚。生山谷。

牡丹，味辛，寒。主寒热中风，瘛疭痉，惊痫邪气，除癥坚，瘀血留舍肠胃，安五脏，疗痈疮。一名鹿韭，一名鼠姑。生山谷。

马先蒿，味苦，平。主寒热鬼疰，中风湿痹，女子带下病，无子。一名马屎蒿。生川泽。

积雪草，味苦，寒。主大热，恶疮、痈疽、浸淫、赤熛皮肤赤，身热。生川谷。

女菀，味辛，温。主风寒洗洗，霍乱泄利，肠鸣上下无常处，惊痫，寒热百疾。生川谷或山阳。

王孙，味苦，平。主五脏邪气，寒湿痹，四肢疼酸，膝冷痛。生川谷。

蜀羊泉，味苦，微寒。主头秃，恶疮，热气，疥瘙痂癣虫，疗龋齿。生川谷。

爵床，味咸，寒。主腰脊痛，不得著床，俯仰艰难，除热。可作浴汤。生川谷及田野。

假苏，味辛，温。主寒热，鼠瘘，瘰疬，生疮，破结聚气，下瘀血，除湿痹。一名鼠蓂，生川泽。

翘根，味甘，寒平。主下热气，益阴精，令人面悦好，明目。久服轻身耐老。生平泽。

桑根白皮，味甘，寒。主伤中，五劳六极羸瘦，崩中脉绝，补虚益气。叶，主除寒热出汗。桑耳黑者，主女子漏下赤白汁，血病癥瘕积聚，阴痛，阴阳寒热，无子。五木耳名檽，益气不饥，轻身强志。生山谷。

竹叶，味苦，平。主咳逆上气，溢筋急，恶疡，杀小虫。根，作汤，益气止渴，补虚下气。汁，主风痓。实，通神明，轻身益气。

吴茱萸，味辛，温。主温中，下气，止痛，咳逆，寒热，除湿，血痹，逐风邪，开凑理。根，杀三虫。一名藙。生山谷。

栀子，味苦，寒。主五内邪气，胃中热气，面赤，酒皶，皶鼻，白癞，赤癞，创疡。一名木丹。生川谷。

芜荑，味辛，平。主五内邪气，散皮肤骨节中，淫淫温行毒，去三虫，化食。一名无姑，一名殿䔰。生川谷。

枳实，味苦，寒。主大风在皮肤中，如麻豆苦痒，除寒热结，止利，长肌肉，利五脏，益气轻身。生川泽。

厚朴，味苦，温。主中风伤寒，头痛寒热，惊悸，气血痹，死肌，去三虫。

秦皮，味苦，微寒。主风寒湿痹，洗洗寒气，除热，目中青翳白膜。久服头不白，轻身。生川谷。

秦椒，味辛，温。主风邪气，温中，除寒痹，坚齿发，明目。久服轻身，好颜色，耐老增年，通神。生川谷。

山茱萸，味酸，平。主心下邪气寒热，温中，逐寒湿痹，去三虫。久服轻身。一名蜀枣。生山谷。

紫葳，味酸，微寒。主妇人产乳余疾，崩中，癥瘕，血闭，寒热，羸瘦，养胎。生川谷。

猪苓，味甘，平。主痎疟，解毒，蛊疰不祥，利水道。久服轻身耐老。一名猳猪屎。生山谷。

白棘，味辛，寒。主心腹痛，痈肿溃脓，止痛。一名棘针。生川谷。

龙眼，味甘，平。主五脏邪气，安志厌食。久服强魂聪明，轻身不老，通神明。一名益智。生山谷。

松萝，味苦，平。主瞋怒邪气，止虚汗头风，女子阴寒肿病。一名女萝。生川谷。

卫矛，味苦，寒。主女子崩中下血，腹满汗出，除邪，杀鬼毒虫疰。一名鬼箭。生山谷。

合欢，味甘，平。主安五脏，利心志，令人欢乐无忧。久服轻身，明目，得所欲。生山谷。

白马茎，味咸，平。主伤中脉绝，阴不足，强志益气，长肌肉，肥健，生子。眼，主惊痫，腹满，疟疾，当杀用之。悬蹄，主惊邪，瘈疭，乳难，辟恶气鬼毒蛊疰不祥。生平泽。

鹿茸，味甘，温。主漏下恶血，寒热惊痫，益气强志，生齿，不老。角，主恶疮痈肿，逐邪恶气，留血在阴中。

牛角鰓，苦，温。下闭血，瘀血疼痛，女人带下血。髓，补中填骨髓。久服增年。胆，可丸药。

羧羊角，味咸，温。主青盲明目，杀疥虫，止寒泄，辟恶鬼虎狼，止惊悸。久服安心，益气，轻身。生川谷。

牡狗阴茎，味咸，平。主伤中，阴痿不起，令强热大，生子，除女子带下十二疾。一名狗精。胆，主明目。

羚羊角，味咸，寒。主明目，益气起阴，去恶血注下，辟蛊毒恶鬼不祥，安心气，常不魇寐。生川谷。

犀角，味苦，寒。主百毒蛊痒，邪鬼障气，杀钩吻、鸩羽、蛇毒，除邪，不迷惑魇寐。久服轻身。生山谷。

燕屎，味辛，平。主蛊毒鬼痒，逐不祥邪气，破五癃，利小便。生平谷。

天鼠屎，味辛，寒。主面痈肿，皮肤洗洗时痛，腹中血气，破寒热积聚，除惊悸。一名鼠沄，一名石肝。生山谷。

猬皮，味苦，平。主五痔，阴蚀，下血赤白五色，血汁不止，阴肿痛引腰背。酒煮杀之。生川谷。

露蜂房，味苦，平。主惊痫瘈疭，寒热邪气，癫疾，鬼精，蛊毒，肠痔。火熬之良。一名蜂肠。生山谷。

鳖甲，味咸，平。主心腹癥瘕，坚积寒热，去痞、息肉、阴蚀、痔、恶肉。生池泽。

蟹，味咸，寒。主脑中邪气，热结痛，㖞僻，面肿，败漆。烧之致鼠。生池泽。

蚱蝉，味咸，寒。主小儿惊痫，夜啼，癫病，寒热，生杨柳上。

蛴螬，味咸，微温。主恶血，血瘀，痹气，破折血在胁下坚满痛，月闭，目中淫肤，青翳，白膜。一名蟦蛴。生平泽。

乌贼鱼骨，味咸，微温。主女子漏下赤白经汁，血闭，阴蚀肿痛，寒热癥瘕，无子。生池泽。

白僵蚕，味咸，平。主小儿惊痫，夜啼，去三虫，灭黑䵟，令人面色好，男子阴疡病。生平泽。

鮀鱼甲，味辛，微温。主心腹癥瘕，伏坚积聚，寒热，女子崩中下血五色，小腹阴中相引痛，疮疥，死肌。生池泽。

樗鸡，味苦，平。主心腹邪气，阴痿，益精，强志，生子好色，补中轻身。生川谷。

蛞蝓，味咸，寒。主贼风喎僻，轶筋及脱肛，惊痫挛缩。一名陵蠡。生池泽。

石龙子，味咸，寒。主五癃邪结气，破石淋，下血，利小便水道。一名蜥蜴。生川谷。

木虻，味苦，平。主目赤痛，眦伤，泪出，瘀血，血闭，寒热，酸惭，无子。一名魂常。生川泽。

蜚虻，味苦，微寒。主逐瘀血，破下血积坚痞，癥瘕寒热，通利血脉及九窍。生川谷。

蜚蠊，味咸，寒。主血瘀，癥坚寒热，破积聚，喉咽痹，内寒无子。生川泽。

䗪虫，味咸，寒。主心腹寒热洗洗，血积癥瘕，破坚下血闭，生子尤良。一名地鳖。生川泽。

伏翼，味咸，平。主目瞑，明目，夜视有精光。久服令人喜乐，媚好，无忧。一名蝙蝠。生川谷。

梅实，味酸，平。主下气，除热烦满，安心，肢体痛，偏枯不仁，死肌，去青黑志，恶肉。生川谷。

大豆黄卷，味甘，平。主湿痹，筋挛，膝痛。生大豆，涂痈肿，煮汁饮，杀鬼毒，止痛。赤小豆，主下水，排痈肿脓血。生平泽。

粟米，味咸，微寒。主养肾气，去胃脾中热，益气。陈者，味苦，主胃热，消渴，利小便。

黍米，味甘，温。主益气补中。多热，令人烦。

蓼实，味辛，温。主明目，温中，耐风寒，下水气，面目浮肿，痈疡。马蓼，去肠中蛭虫，轻身。生川泽。

葱实，味辛，温。主明目，补中不足。其茎，可作汤，主伤寒寒热，出汗，中风，面目肿。

薤，味辛，温。主金疮疮败，轻身不饥，耐老。生平泽。

水苏，味辛，微温。主下气，辟口臭，去毒，辟恶。久服通神明，轻身耐老。生池泽。

3. 下品

石灰，味辛，温。主疽疡疥瘙，热气，恶疮，癞疾，死肌，堕眉，杀痔虫，去黑子息肉。一名恶灰。生山谷。

礜石，味辛，大热。主寒热，鼠瘘，蚀疮，死肌，风痹，腹中坚。一名青分石，一名立制石，一名固羊石。出山谷。

铅丹，味辛，微寒。主吐逆胃反，惊痫癫疾，除热下气。炼化还成九光。久服通神明。生平泽。

粉锡，味辛，寒。主伏尸，毒螫，杀三虫。一名解锡。锡镜鼻，主女子血闭，癥瘕，伏肠，绝孕。生山谷。

代赭，味苦，寒。主鬼疰，贼风，蛊毒，杀精物恶鬼，腹中毒邪气，女子赤沃漏下。一名须丸。生山谷。

戎盐，主明目，目痛，益气，坚肌骨，去毒蛊。大盐，令人吐。卤盐，味苦，寒，主大热消渴，狂烦，除邪及下蛊毒，柔肌肤。生池泽。

白垩，味苦，温。主女子寒热癥瘕，月闭，积聚。生山谷。

冬灰，味辛，微温。主黑子，去疣、息肉、疽、蚀、疥瘙。一名藜灰。生川泽。

青琅玕，味辛，平。主身痒，火疮，痈伤，疥瘙，死肌。一名石珠。生平泽。

附子，味辛，温。主风寒咳逆邪气，温中，金疮，破癥坚积聚血瘕，寒湿踒躄拘挛，膝痛不能行步。生山谷。

乌头，味辛，温。主中风，恶风洗洗出汗，除寒湿痹，咳逆上气，破积聚寒热。其汁煎之，名射罔，杀禽兽。一名奚毒，一名即子，一名乌喙。生山谷。

天雄，味辛，温。主大风，寒湿痹，历节痛，拘挛缓急，破积聚邪气，金疮，强筋骨，轻身健行。一名白幕。生山谷。

半夏，味辛，平。主伤寒寒热，心下坚，下气，喉咽肿痛，头眩，胸胀，咳逆，肠鸣，止汗。一名地文，一名水玉。生山谷。

虎掌，味苦，温。主心痛寒热，结气积聚，伏梁，伤筋痿拘缓，利水道。生山谷。

鸢尾，味苦，平。主蛊毒邪气，鬼疰，诸毒，破癥瘕积聚，去水，下三虫。生山谷。

大黄，味苦，寒。主下瘀血血闭，寒热，破癥瘕积聚，留饮，宿食，荡涤肠胃，推陈致新，通利水谷，调中化食，安和五脏。生山谷。

葶苈，味辛，寒。主癥瘕积聚，结气，饮食，寒热，破坚，逐邪，通利水道。一名大室，一名大适。生平泽及田野。

桔梗，味辛，微温。主胸胁痛如刀刺，腹满，肠鸣幽幽，惊恐悸气。生山谷。

莨荡子，味苦，寒。主齿痛出虫，肉痹拘急，使人健行，见鬼，多食令人狂走。久服轻身，走及奔马，强志，益力，通神。一名横唐。生川谷。

草蒿，味苦，寒。主疥瘙痂痒，恶疮，杀虱，留热在骨节间，明目。一名青蒿，一名方溃。生川泽。

旋覆花，味咸，温。主结气胁下满，惊悸，除水，去五脏间寒热，补中下气。一名金沸草，一名盛椹。生川谷。

藜芦，味辛，寒。主蛊毒，咳逆，泄利，肠澼，头疡，疥瘙，恶疮，杀诸蛊毒，去死肌。一名葱苒。生山谷。

钩吻，味辛，温。主金疮，乳痓，中恶风，咳逆上气，水肿，杀鬼疰蛊毒。一名野葛。生山谷。

射干，味苦，平。主咳逆上气，喉痹咽痛不得消息，散结气，腹中邪逆，食饮大热。一名乌扇，一名乌蒲。生川谷。

蛇合，味苦，微寒。主惊痫，寒热邪气，除热，金疮，疽痔，鼠瘘，恶疮，头疡。一名蛇衔。生山谷。

常山，味苦，寒。主伤寒寒热，热发温疟，鬼毒，胸中痰结，吐逆。一名互草。生川谷。

蜀漆，味辛，平。主疟及咳逆，寒热，腹中癥坚，痞结，积聚邪气，蛊毒，鬼疰。生川谷。

甘遂，味苦，寒。主大腹疝瘕，腹满，面目浮肿，留饮宿食，破癥坚积聚，利水谷道。一名主田。生川谷。

白敛，味苦，平。主痈肿疽疮，散结气，止痛，除热，目中赤，小儿惊痫，温疟，女子阴中肿痛。一名菟核，一名白草。生山谷。

青葙子，味苦，微寒。主邪气，皮肤中热，风瘙，身痒，杀三虫。子，名草决明，疗唇口青。一名草蒿，一名萋蒿。生平谷。

藋菌，味咸，平。主心痛，温中，去长虫，白疭，蛲虫，蛇螫毒，癥瘕，诸虫。一名藋芦。生池泽。

白及，味苦，平。主痈肿，恶疮，败疽，伤阴，死肌，胃中邪气，赋风，鬼击，痱缓不收。一名甘根，一名连及草。生川谷。

大戟，味苦，寒。主蛊毒，十二水肿满急痛，积聚，中风，皮肤疼痛，吐逆。一名邛钜。

泽漆，味苦，微寒。主皮肤热，大腹，水气，四肢面目浮肿，丈夫阴气不足。生川泽。

茵芋，味苦，温。主五脏邪气，心腹寒热，羸瘦，如疟状，发作有时，诸关节风湿痹痛。生川谷。

贯众，味苦，微寒。主腹中邪热气，诸毒，杀三虫。一名贯节，一名贯渠，一名百头，一名虎卷，一名扁符。生山谷。

莞花，味苦，平寒。主伤寒温疟，下十二水，破积聚，大坚，癥瘕，荡涤肠胃中留癖饮食，寒热邪气，利水道。生川谷。

牙子，味苦，寒。主邪气热气，疥瘙，恶疡，疮痔，去白虫。一名狼牙。生川谷。

羊踯躅，味辛，温。主贼风在皮肤中淫淫痛，温疟，恶毒，诸痹。生川谷。

商陆，味辛，平。主水胀，疝瘕，痹，熨除痈肿，杀鬼精物。一名荡根，一名夜呼。生川谷。

羊蹄，味苦，寒。主头秃，疥瘙，除热，女子阴蚀。一名东方宿，一名连虫陆，一名鬼目。生川泽。

萹蓄，味辛，平。主浸淫，疥瘙，疽痔，杀三虫。生山谷。

狼毒，味辛，平。主咳逆上气，破积聚，饮食寒热，水气，恶疮，鼠瘘，疽蚀，鬼精，蛊毒，杀飞鸟走兽。一名续毒。生山谷。

白头翁，味苦，温。主温疟，狂易，寒热，癥瘕积聚，瘿气，逐血，止痛，疗金疮。一名野丈人，一名胡王使者。生山谷。

鬼臼，味辛，温。主杀蛊毒鬼疰，精物，辟恶气不祥，逐邪，解百毒。一名爵犀，一名马目毒公，一名九臼。生山谷。

羊桃，味苦，寒。主熛热，身暴赤色，风水积聚，恶疡，除小儿热。一名鬼桃，一名羊肠。生川谷。

女青，味辛，平。主蛊毒，逐邪恶气，杀鬼温疟，辟不祥。一名雀瓢。

连翘，味苦，平。主寒热，鼠瘘，瘰疬，痈肿，恶疮，瘿瘤，结热，蛊毒。一名异翘，一名兰华，一名轵，一名三廉。生山谷。

闾茹，味辛，寒。主蚀恶肉，败疮，死肌，杀疥虫，排脓恶血，除大风热气，善忘不乐。生川谷。

乌韭，味甘，寒。主皮肤往来寒热，利小肠膀胱气。生山谷石上。

鹿藿，味苦，平。主蛊毒，女子腰腹痛不乐，肠痈，瘰疬疡气。生山谷。

蚤休，味苦，微寒。主惊痫，摇头弄舌，热气在腹中，癫疾，痈疮，阴蚀，下三虫，去蛇毒。一名蚩休。生川谷。

石长生，味咸，微寒。主寒热，恶疮火热，辟鬼气不祥。一名丹草。生山谷。

陆英，味苦，寒。主骨间诸痹，四肢拘挛，疼酸，膝寒痛，阴痿，短气不足，脚肿。生川谷。

荩草，味苦，平。主久咳上气，喘逆，久寒，惊悸，痂疥，白秃，疡气，杀皮肤小虫。生川谷。

牛扁，味苦，微寒。主身皮疮热气，可作浴汤，杀牛虱小虫，又疗牛病。生川谷。

夏枯草，味苦辛，寒。主寒热，瘰疬，鼠瘘，头疮，破癥，散瘿结气，脚肿湿痹，轻身。一名夕句，一名乃东。生川谷。

芫华，味辛，温。主咳逆上气，喉鸣喘，咽肿短气，蛊毒，鬼疟，疝瘕，痈肿，杀虫鱼。一名去水。生川谷。

巴豆，味辛，温。主伤寒，温疟，寒热，破癥瘕结聚，坚积，留饮，痰癖，大腹水胀，荡练五脏六腑，开通闭塞，利水谷道，去恶肉，除鬼毒蛊疰邪物，杀虫鱼。一名巴叔。生川谷。

蜀椒，味辛，温。主邪气咳逆，温中，逐骨节皮肤死肌，寒湿痹痛，下气。久服之，头不白，轻身增年。生川谷。

皂荚，味辛咸，温。主风痹，死肌，邪气，风头，泪出，利九窍，杀精物。生川谷。

柳华，味苦，寒。主风水，黄疸，面热黑。一名柳絮。叶，主马疥痂疮。实，主溃痈，逐脓血。子汁，疗渴。生川泽。

楝实，味苦，寒。主温疾伤寒，大热烦狂，杀三虫，疥疡，利小便水道。生山谷。

郁李仁，味酸，平。主大腹水肿，面目四肢浮肿，利小便水道。根，主齿龈肿，龋齿，坚齿。一名爵李。生川谷。

莽草，味辛，温。主风头痈肿，乳肿，疝瘕，除结气疥瘙，杀虫鱼。生山谷。

雷丸，味苦，寒。主杀三虫，逐毒气，胃中热，利丈夫，不利女子。作摩膏，除小儿百病。生山谷。

桐叶，味苦，寒。主恶蚀疮，著阴。皮，主五痔，杀三虫。花，主傅猪疮，饲猪，肥大三倍。生山谷。

梓白皮，味苦，寒。主热，去三虫。叶，捣傅猪疮，饲猪，肥大三倍。生山谷。

石南，味辛，苦。主养肾气，内伤阴衰，利筋骨皮毛。实，杀蛊毒，破积聚，逐风痹。一名鬼目。生山谷。

黄环，味苦，平。主蛊毒，鬼疰，鬼魅邪气在脏中，除咳逆寒热。一名凌泉，一名大就。生山谷。

溲疏，味辛，寒。主身皮肤中热，除邪气，止遗溺，可作浴汤。生山谷及田野故邱虚地。

鼠李，主寒热瘰疬疮。生田野。

药实根，味辛，温。主邪气，诸痹疼酸，续绝伤，补骨髓。一名连木。生山谷。

栾华，味苦，寒。主目痛泪出，伤眦，消目肿。生川谷。

蔓椒，味苦，温。主风寒湿痹，历节疼，除四肢厥气，膝痛。一名家椒。生川谷及丘冢间。

豚卵，味苦，温。主惊痫，癫疾，鬼疰，蛊毒，除寒热，贲豚，五癃，邪气挛缩。一名豚颠。悬蹄，主五痔，伏热在肠，肠痈，内蚀。

麋脂，味辛，温。主痈肿，恶疮，死肌，寒风湿痹，四肢拘缓不收，风头肿气，通腠理。一名官脂。生山谷。

鼺鼠，主堕胎，令人产易。生平谷。

六畜毛蹄甲，味咸，平。主鬼疰，蛊毒，寒热，惊痫，癫痓，狂走。骆驼毛尤良。

虾蟆，味辛，寒。主邪气，破癥坚血痈肿，阴疮。服之不患热病。生池泽。

马刀，味辛，微寒。主漏下赤白，寒热，破石淋，杀禽兽贼鼠。生池泽。

蛇蜕，味咸，平。主小儿百二十种惊痫，瘛疭，癫疾，寒热，肠痔，虫毒，蛇痫。火熬之良。一名龙子衣，一名蛇符，一名龙子单衣，一名弓皮。生川谷及田野。

蚯蚓，味咸，寒。主蛇瘕，去三虫，伏尸，鬼疰，蛊毒，杀长虫。仍自化作水。生平土。

蠮螉，味辛，平。主久聋，咳逆，毒气，出刺出汗。生川谷。

蜈蚣，味辛，温。主鬼疰，蛊毒，啖诸蛇虫鱼毒，杀

249

第二篇　经典篇

医海拾贝

鬼物老精，温疟，去三虫。生川谷。

水蛭，味咸，平。主逐恶血，瘀血月闭，破血瘕积聚，无子，利水道。生池泽。

斑蝥，味辛，寒。主寒热，鬼疰，蛊毒，鼠瘘，恶疮，疽蚀，死肌，破石癃。一名龙尾。生川谷。

贝子，味咸，平。主目翳，鬼疰，蛊毒，腹痛，下血，五癃，利水道。烧用之良。生池泽。

石蚕，味咸，寒。主五癃，破石淋，堕胎。肉，解结气，利水道，除热。一名沙虱。生池泽。

雀瓮，味甘，平。主小儿惊痫，寒热，结气，蛊毒，鬼疰。一名躁舍。

蜣螂，味咸，寒。主小儿惊痫，瘛疭，腹胀，寒热，大人癫疾狂易。一名蛣蜣。火熬之良。生池泽。

蝼蛄，味咸，寒。主产难，出肉中刺，溃痈肿，下哽噎，解毒，除恶疮。一名蟪蛄，一名天蝼，一名螜。夜出者良。生平泽。

马陆，味辛，温。主腹中大坚癥，破积聚，息肉，恶疮，白秃。一名百足。生川谷。

地胆，味辛，寒。主鬼疰，寒热，鼠瘘，恶疮，死肌，破癥瘕，堕胎。一名蚖青。生川谷。

鼠妇，味酸，温。主气癃不得小便，妇人月闭血瘕，痫痓，寒热，利水道。一名负蟠，一名蚜蝛。生平谷。

荧火，味辛，微温。主明目，小儿火疮伤热气，蛊毒，鬼疰，通神。一名夜光。生池泽。

衣鱼，味咸，温，无毒。主妇人疝瘕，小便不利，小儿中风，项强，背起摩之。一名白鱼。生平泽。

桃核仁，味苦，平。主瘀血，血闭癥瘕邪气，杀小虫。桃花，杀疰恶鬼，令人好颜色。桃凫，微温，主杀百鬼精物。桃毛，主下血瘕，寒热积聚，无子。桃蠹，杀鬼邪恶不祥。生川谷。

杏核仁，味甘，温。主咳逆上气，雷鸣，喉痹，下气，产乳，金疮，寒心贲豚。生川谷。

腐婢，味辛，平。主痎疟寒热邪气，泄利，阴不起，病酒头痛。生汉中。

苦瓠，味苦，寒。主大水，面目四肢浮肿，下水，令人吐。生平泽。

水靳，味甘，平。主女子赤沃，止血养精，保血脉，益气，令人肥健，嗜食。一名水英。生池泽。

彼子，味甘，温。主腹中邪气，去三虫、蛇螫、蛊毒、鬼疰、伏尸。生山谷。

三、《伤寒论》

【导读】

《伤寒杂病论》成书于东汉末年，为张仲景所著，被历代奉为医学圭臬。本书在总结汉以前医学成就的基础上，将中医学的基本理论与临床实践紧密结合，是中医史上第一部理法方药完备的著作，确立了中医学辨证论治的原则与方法。书中记载大量方剂，疗效显著，为后世广泛沿用，故被称为"方书之祖"。《伤寒杂病论》成书后，很快散佚于战火，后经西晋王叔和收集整理，将其中的伤寒部分重新撰次成形成《伤寒论》。

【原文】

伤寒卒病论集（张仲景原序）

论曰：余每览越人入虢之诊，望齐侯之色，未尝不慨然叹其才秀也。怪当今居世之士，曾不留神医药，精究方术，上以疗君亲之疾，下以救贫贱之厄，中以保身长全，以养其生。但竞逐荣势，企踵权豪，孜孜汲汲，惟名利是务，崇饰其末，忽弃其本，华其外而悴其内。皮毛不存，毛将安附焉？卒然遭邪风之气，婴非常之疾，患及祸至，而方震栗，降志屈节，钦望巫祝，告穷归天，束手受败。赍百年之寿命，持至贵之重器，委付凡医，恣其所措。咄嗟呜呼！厥身已毙，神明消灭，变为异物，幽潜重泉，徒为啼泣。痛夫！举世昏迷，莫能觉悟，不惜其命，若是轻生，彼何荣势之云哉？而进不能爱人知人，退不能爱身知己，遇灾值祸，身居厄地，蒙蒙昧昧，蠢若游魂。哀乎！趋世之士，驰竞浮华，不固根本，忘躯徇物，危若冰谷，至于是也。

余宗族素多，向余二百，建安纪年以来，犹未十稔，其死亡者三分有二，伤寒十居其七。感往昔之沦丧，伤横夭之莫救，乃勤求古训，博采众方，撰用《素问》《九卷》《八十一难》《阴阳大论》《胎胪药录》，并平脉辨证，为《伤寒杂病论》，合十六卷。虽未能尽愈诸病，庶可以见病知源。若能寻余所集，思过半矣。

夫天布五行，以运万类，人禀五常，以有五脏，经络腑俞，阴阳会通，玄冥幽微，变化难极。自非才高识妙，岂能探其理致哉！上古有神农、黄帝、岐伯、伯高、雷公、少俞、少师、仲文，中世有长桑、扁鹊，汉有公乘阳庆及仓公，下此以往，未之闻也。观今之医，不念思求经旨，以演其所知，各承家技，始终顺旧，省疾问病，务在口给，相对斯须，便处汤药，按寸不及尺，握手不及足，人迎趺阳，三部不参，动数发息，不满五十，短期未知决诊，九候曾无仿佛，明堂阙庭，尽不见察，所谓窥管而已。夫欲视死别生，实为难矣。

孔子云：生而知之者上，学则亚之，多闻博识，知之次也。余宿尚方术，请事斯语。

1. 辨太阳病脉证并治

太阳之为病，脉浮，头项强痛而恶寒。（1）

太阳病，发热，汗出，恶风，脉缓者，名为中风。（2）

太阳病，或已发热，或未发热，必恶寒，体痛，呕逆，脉阴阳俱紧者，名为伤寒。（3）

太阳病，发热而渴，不恶寒者，为温病。若发汗已，身灼热者，名风温。风温为病，脉阴阳俱浮，自汗出，身重，多眠睡，鼻息必鼾，语言难出。若被下者，小便不利，直视失溲。若被火者，微发黄色，剧则如惊痫，时瘈疭，若火熏之。一逆尚引日，再逆促命期。（6）

病有发热恶寒者，发于阳也；无热恶寒者，发于阴也。发于阳，七日愈；发于阴，六日愈。以阳数七、阴数六故也。（7）

太阳病欲解时，从巳至未上。（9）

病人身大热，反欲得衣者，热在皮肤，寒在骨髓也；

身大寒，反不欲近衣者，寒在皮肤，热在骨髓也。（11）

太阳中风，阳浮而阴弱。阳浮者，热自发；阴弱者，汗自出。啬啬恶寒，淅淅恶风，翕翕发热，鼻鸣干呕者，桂枝汤主之。（12）

太阳病，头痛，发热，汗出，恶风，桂枝汤主之。（13）

太阳病，项背强几几，反汗出恶风者，桂枝加葛根汤主之。（14）

太阳病，下之后，其气上冲者，可与桂枝汤，方用前法；若不上冲者，不得与之。（15）

太阳病三日，已发汗，若吐、若下、若温针，仍不解者，此为坏病，桂枝不中与之也。观其脉证，知犯何逆，随证治之。桂枝本为解肌，若其人脉浮紧、发热汗不出者，不可与之也。常须识此，勿令误也。（16）

若酒客病，不可与桂枝汤，得之则呕，以酒客不喜甘故也。（17）

喘家，作桂枝汤，加厚朴、杏子佳。（18）

太阳病，发汗，遂漏不止，其人恶风，小便难，四肢微急，难以屈伸者，桂枝加附子汤主之。（20）

太阳病，下之后，脉促胸满者，桂枝去芍药汤主之。（21）

若微寒者，桂枝去芍药加附子汤主之。（22）

太阳病，得之八九日，如疟状，发热恶寒，热多寒少，其人不呕，清便欲自可，一日二三度发。脉微缓者，为欲愈也。脉微而恶寒者，此阴阳俱虚，不可更发汗、更下、更吐也。面色反有热色者，未欲解也，以其不能得小汗出，

身必痒，宜桂枝麻黄各半汤。（23）

太阳病，初服桂枝汤，反烦不解者，先刺风池、风府，却与桂枝汤则愈。（24）

服桂枝汤，大汗出，脉洪大者，与桂枝汤如前法；若形如疟，一日再发者，汗出必解，宜桂枝二麻黄一汤。（25）

服桂枝汤，大汗出后，大烦渴不解，脉洪大者，白虎加人参汤主之。（26）

太阳病，发热恶寒，热多寒少，脉微弱者，此无阳也，不可发汗，宜桂枝二越婢一汤。（27）

服桂枝汤，或下之，仍头项强痛，翕翕发热，无汗，心下满微痛，小便不利者，桂枝去桂加茯苓白术汤主之。（28）

伤寒脉浮，自汗出，小便数，心烦，微恶寒，脚挛急，反与桂枝欲攻其表，此误也。得之便厥，咽中干，烦躁，吐逆者，作甘草干姜汤与之，以复其阳。若厥愈足温者，更作芍药甘草汤与之，其脚即伸。若胃气不和，谵语者，少与调胃承气汤。若重发汗，复加烧针者，四逆汤主之。（29）

问曰：证象阳旦，按法治之而增剧，厥逆，咽中干，两胫拘急而谵语。师曰：言夜半手足当温，两脚当伸，后如师言。何以知此？答曰：寸口脉浮而大，浮为风，大为虚，风则生微热，虚则两胫挛。病形象桂枝，因加附子参其间，增桂令汗出，附子温经，亡阳故也。厥逆咽中干，烦躁，阳明内结，谵语烦乱，更饮甘草干姜汤。夜半阳气还，两足当热，胫尚微拘急，重与芍药甘草汤，尔乃胫伸，

以承气汤微溏，则止其谵语，故知病可愈。（30）

太阳病，项背强几几，无汗恶风，葛根汤主之。（31）

太阳与阳明合病者，必自下利，葛根汤主之。（32）

太阳与阳明合病，不下利，但呕者，葛根加半夏汤主之。（33）

太阳病，桂枝证，医反下之，利遂不止，脉促者，表未解也。喘而汗出者，葛根黄芩黄连汤主之。（34）

太阳病，头痛发热，身疼，腰痛，骨节疼痛，恶风，无汗而喘者，麻黄汤主之。（35）

太阳与阳明合病，喘而胸满者，不可下，宜麻黄汤。（36）

太阳中风，脉浮紧，发热恶寒，身疼痛，不汗出而烦躁者，大青龙汤主之。若脉微弱，汗出恶风者，不可服之。服之则厥逆，筋惕肉瞤，此为逆也。（38）

伤寒脉浮缓，身不疼，但重，乍有轻时，无少阴证者，大青龙汤发之。（39）

伤寒表不解，心下有水气，干呕发热而咳，或渴，或利，或噎，或小便不利，少腹满，或喘者，小青龙汤主之。（40）

伤寒，心下有水气，咳而微喘，发热不渴。服汤已渴者，此寒去欲解也。小青龙汤主之。（41）

太阳病，外证未解，脉浮弱者，当以汗解，宜桂枝汤。（42）

太阳病，下之微喘者，表未解故也，桂枝加厚朴杏子汤主之。（43）

太阳病，脉浮紧，无汗，发热，身疼痛，八九日不解，

表证仍在，此当发其汗。服药已微除，其人发烦目瞑，剧者必衄，衄乃解。所以然者，阳气重故也。麻黄汤主之。（46）

太阳病，脉浮紧，发热，身无汗，自衄者，愈。（47）

二阳并病，太阳初得病时，发其汗，汗先出不彻，因转属阳明，续自微汗出，不恶寒。若太阳病证不罢者，不可下，下之为逆，如此可小发汗。设面色缘缘正赤者，阳气怫郁在表，当解之熏之；若发汗不彻不足言，阳气怫郁不得越，当汗不汗，其人躁烦，不知痛处，乍在腹中，乍在四肢，按之不可得，其人短气，但坐以汗出不彻故也，更发汗则愈。何以知汗出不彻？以脉涩故知也。（48）

脉浮数者，法当汗出而愈。若下之，身重心悸者，不可发汗，当自汗出乃解。所以然者，尺中脉微，此里虚，须表里实，津液自和，便自汗出愈。（49）

脉浮紧者，法当身疼痛，宜以汗解之。假令尺中迟者，不可发汗。何以知然？以荣气不足，血少故也。（50）

病常自汗出者，此为荣气和，荣气和者，外不谐，以卫气不共荣气谐和故尔。以荣行脉中，卫行脉外，复发其汗，荣卫和则愈，宜桂枝汤。（53）

病人脏无他病，时发热，自汗出，而不愈者，此卫气不和也。先其时发汗则愈，宜桂枝汤。（54）

伤寒，不大便六七日，头痛有热者，与承气汤。其小便清者，知不在里，仍在表也，当须发汗。若头痛者，必衄。宜桂枝汤。（56）

下之后，复发汗，必振寒，脉微细。所以然者，以内外俱虚故也。（60）

下之后，复发汗，昼日烦躁不得眠，夜而安静，不呕，不渴，无表证，脉沉微，身无大热者，干姜附子汤主之。（61）

发汗后，身疼痛，脉沉迟者，桂枝加芍药生姜各一两人参三两新加汤主之。（62）

发汗后，不可更行桂枝汤。汗出而喘，无大热者，可与麻黄杏仁甘草石膏汤。（63）

发汗过多，其人叉手自冒心，心下悸，欲得按者，桂枝甘草汤主之。（64）

发汗后，其人脐下悸者，欲作奔豚，茯苓桂枝甘草大枣汤主之。（65）

发汗后，腹胀满者，厚朴生姜半夏甘草人参汤主之。（66）

伤寒若吐若下后，心下逆满，气上冲胸，起则头眩，脉沉紧，发汗则动经，身为振振摇者，茯苓桂枝白术甘草汤主之。（67）

发汗，病不解，反恶寒者，虚故也，芍药甘草附子汤主之。（68）

发汗，若下之，病仍不解，烦躁者，茯苓四逆汤主之。（69）

太阳病，发汗后，大汗出，胃中干，烦躁不得眠，欲得饮水者，少少与饮之，令胃气和则愈。若脉浮，小便不利，微热消渴者，五苓散主之。（71）

伤寒汗出而渴者，五苓散主之；不渴者，茯苓甘草汤主之。（73）

中风发热，六七日不解而烦，有表里证，渴欲饮水，

水入则吐者，名曰水逆，五苓散主之。(74)

发汗后，水药不得入口为逆，若更发汗，必吐下不止。发汗吐下后，虚烦不得眠，若剧者，必反复颠倒，心中懊恼，栀子豉汤主之。若少气者，栀子甘草豉汤主之。若呕者，栀子生姜豉汤主之。(76)

伤寒下后，心烦腹满，卧起不安者，栀子厚朴汤主之。(79)

伤寒，医以丸药大下之，身热不去，微烦者，栀子干姜汤主之。(80)

凡用栀子汤，病人旧微溏者，不可与服之。(81)

太阳病发汗，汗出不解，其人仍发热，心下悸，头眩，身𣎴动，振振欲擗地者，真武汤主之。(82)

咽喉干燥者，不可发汗。(83)

淋家不可发汗，发汗必便血。(84)

疮家，虽身疼痛，不可发汗，汗出则痉。(85)

衄家，不可发汗，汗出必额上陷，脉急紧，直视不能眴，不得眠。(86)

亡血家，不可发汗，发汗则寒栗而振。(87)

汗家，重发汗，必恍惚心乱，小便已阴疼，与禹余粮丸。(88)

病人有寒，复发汗，胃中冷，必吐蛔。(89)

伤寒，医下之，续得下利，清谷不止，身疼痛者，急当救里；后身疼痛，清便自调者，急当救表。救里宜四逆汤；救表宜桂枝汤。(91)

病发热头痛，脉反沉，若不差，身体疼痛，当救其里，宜四逆汤。(92)

医海拾贝

260

太阳病，发热汗出者，此为荣弱卫强，故使汗出，欲救邪风者，宜桂枝汤。(95)

伤寒五六日中风，往来寒热，胸胁苦满，嘿嘿不欲饮食，心烦喜呕，或胸中烦而不呕，或渴，或腹中痛，或胁下痞硬，或心下悸，小便不利，或不渴，身有微热，或咳者，与小柴胡汤主之。(96)

血弱气尽，腠理开，邪气因入，与正气相搏，结于胁下。正邪分争，往来寒热，休作有时，嘿嘿不欲饮食。脏腑相连，其痛必下，邪高痛下，故使呕也，小柴胡汤主之。服柴胡汤已，渴者，属阳明，以法治之。(97)

得病六七日，脉迟浮弱，恶风寒，手足温，医二三下之，不能食，而胁下满痛，面目及身黄，颈项强，小便难者，与柴胡汤，后必下重。本渴饮水而呕者，柴胡汤不中与也，食谷者哕。(98)

伤寒四五日，身热恶风，颈项强，胁下满，手足温而渴者，小柴胡汤主之。(99)

伤寒，阳脉涩，阴脉弦，法当腹中急痛，先与小建中汤，不差者，小柴胡汤主之。(100)

伤寒中风，有柴胡证，但见一证便是，不必悉俱。凡柴胡汤病证而下之，若柴胡汤证不罢者，复与柴胡汤，必蒸蒸而振，却复发热汗出而解。(101)

伤寒二三日，心中悸而烦者，小建中汤主之。(102)

太阳病，过经十余日，反二三下之，后四五日，柴胡证仍在者，先与小柴胡。呕不止，心下急，郁郁微烦者，为未解也，与大柴胡汤，下之则愈。(103)

伤寒十三日不解，胸胁满而呕，日晡所发潮热，已而微利。此本柴胡证，下之以不得利，今反利者，知医以丸药下之，此非其治也。潮热者，实也。先宜服小柴胡汤以解外，后以柴胡加芒硝汤主之。（104）

太阳病不解，热结膀胱，其人如狂，血自下，下者愈。其外不解者，尚未可攻，当先解其外。外解已，但少腹急结者，乃可攻之，宜桃核承气汤。（106）

伤寒八九日，下之，胸满烦惊，小便不利，谵语，一身尽重，不可转侧者，柴胡加龙骨牡蛎汤主之。（107）

伤寒脉浮，医以火迫劫之，亡阳，必惊狂，卧起不安者，桂枝去芍药加蜀漆牡蛎龙骨救逆汤主之。（112）

烧针令其汗，针处被寒，核起而赤者，必发奔豚。气从少腹上冲心者，灸其核上各一壮，与桂枝加桂汤，更加桂二两也。（117）

火逆下之，因烧针烦躁者，桂枝甘草龙骨牡蛎汤主之。（118）

太阳病六七日，表证仍在，脉微而沉，反不结胸，其人发狂者，以热在下焦，少腹当硬满，小便自利者，下血乃愈。所以然者，以太阳随经，瘀热在里故也。抵当汤主之。（124）

太阳病，身黄，脉沉结，少腹鞕，小便不利者，为无血也。小便自利，其人如狂者，血证谛也，抵当汤主之。（125）

伤寒有热，少腹满，应小便不利；今反利者，为有血也，当下之，不可余药，宜抵当丸。（126）

太阳病，小便利者，以饮水多，必心下悸。小便少者，必苦里急也。（127）

问曰：病有结胸，有脏结，其状何如？答曰：按之痛，寸脉浮，关脉沉，名曰结胸也。（128）

何谓脏结？答曰：如结胸状，饮食如故，时时下利，寸脉浮，关脉小细沉紧，名曰脏结。舌上白胎滑者，难治。（129）

脏结无阳证，不往来寒热，其人反静，舌上胎滑者，不可攻也。（130）

病发于阳，而反下之，热入因作结胸；病发于阴，而反下之，因作痞也。所以成结胸者，以下之太早故也。结胸者，项亦强，如柔痉状。下之则和，宜大陷胸丸。（131）

伤寒六七日，结胸热实，脉沉而紧，心下痛，按之石硬者，大陷胸汤主之。（135）

伤寒十余日，热结在里，复往来寒热者，与大柴胡汤。但结胸，无大热者，此为水结在胸胁也。但头微汗出者，大陷胸汤主之（136）

太阳病，重发汗而复下之，不大便五六日，舌上燥而渴，日晡所小有潮热，从心下至少腹硬满而痛，不可近者，大陷胸汤主之。（137）

小结胸病，正在心下，按之则痛，脉浮滑者，小陷胸汤主之。（138）

伤寒六七日，发热微恶寒，支节烦疼，微呕，心下支结，外证未去者，柴胡桂枝汤主之。（146）

伤寒五六日，已发汗而复下之，胸胁满微结，小便不利，渴而不呕，但头汗出，往来寒热，心烦者，此为未解也，柴胡桂枝干姜汤主之。（147）

伤寒五六日，呕而发热者，柴胡汤证具，而以他药下之，柴胡证仍在者，复与柴胡汤。此虽已下之，不为逆，必蒸蒸而振，却发热汗出而解。若心下满而硬痛者，此为结胸也，大陷胸汤主之。但满而不痛者，此为痞，柴胡不中与之，宜半夏泻心汤。（149）

太阳中风，下利呕逆，表解者，乃可攻之。其人漐漐汗出，发作有时，头痛，心下痞硬满，引胁下痛，干呕短气，汗出不恶寒者，此表解里未和也，十枣汤主之。（152）

心下痞，按之濡，其脉关上浮者，大黄黄连泻心汤主之。（154）

心下痞，而复恶寒汗出者，附子泻心汤主之。（155）

本以下之，故心下痞，与泻心汤。痞不解，其人渴而口燥烦，小便不利者，五苓散主之（156）

伤寒，汗出解之后，胃中不和，心下痞硬，干噫食臭，胁下有水气，腹中雷鸣，下利者，生姜泻心汤主之。（157）

伤寒中风，医反下之，其人下利日数十行，谷不化，腹中雷鸣，心下痞硬而满，干呕，心烦不得安。医见心下痞，谓病不尽，复下之，其痞益甚，此非结热，但以胃中虚，客气上逆，故使硬也，甘草泻心汤主之。（158）

伤寒服汤药，下利不止，心下痞鞕。服泻心汤已，复以他药下之，利不止，医以理中与之，利益甚。理中者，理中焦，此利在下焦，赤石脂禹余粮汤主之。复不止者，当利其小便。（159）

伤寒发汗，若吐若下，解后心下痞硬，噫气不除者，旋覆代赭汤主之。（161）

下后不可更行桂枝汤，若汗出而喘，无大热者，可与麻黄杏子甘草石膏汤。（162）

太阳病，外证未除，而数下之，遂协热而利，利下不止，心下痞硬，表里不解者，桂枝人参汤主之。（163）

伤寒发热，汗出不解，心中痞鞕，呕吐而下利者，大柴胡汤主之。（165）

病如桂枝证，头不痛，项不强，寸脉微浮，胸中痞鞕，气上冲喉咽，不得息者，此为胸有寒也，当吐之，宜瓜蒂散。（166）

伤寒若吐、若下后，七八日不解，热结在里，表里俱热，时时恶风，大渴，舌上干燥而烦，欲饮水数升者，白虎加人参汤主之。（168）

伤寒无大热，口燥渴，心烦，背微恶寒者，白虎加人参汤主之。（169）

太阳与少阳合病，自下利者，与黄芩汤。若呕者，黄芩加半夏生姜汤主之。（172）

伤寒胸中有热，胃中有邪气，腹中痛，欲呕吐者，黄连汤主之。（173）

伤寒脉结代，心动悸，炙甘草汤主之。（177）

2. 辨阳明病脉证并治

阳明之为病，胃家实是也。（180）

问曰：阳明病外证云何？答曰：身热，汗自出，不恶寒，反恶热也。（182）

本太阳初得病时，发其汗，汗先出不彻，因转属阳明也。伤寒发热无汗，呕不能食，而反汗出濈濈然者，是转属阳明也。（185）

伤寒三日，阳明脉大。（186）

伤寒脉浮而缓，手足自温者，是为系在太阴。太阴者，身当发黄，若小便自利者，不能发黄。至七八日大便硬者，为阳明病也。(187)

伤寒转系阳明者，其人濈然微汗出也。(188)

阳明病，若中寒者，不能食，小便不利，手足濈然汗出，此欲作固瘕，必大便初硬后溏。所以然者，以胃中冷，水谷不别故也。(191)

阳明病欲解时，从申至戌上。(193)

阳明病，脉迟，食难用饱，饱则微烦头眩，必小便难，此欲作谷疸。虽下之，腹满如故，所以然者，脉迟故也。(195)

阳明病，法多汗，反无汗，其身如虫行皮中状者，此以久虚故也。(196)

阳明病，不吐不下，心烦者，可与调胃承气汤。(207)

阳明病，脉迟，虽汗出不恶寒者，其身必重，短气腹满而喘，有潮热者，此外欲解，可攻里也。手足濈然汗出者，此大便已硬也，大承气汤主之。若汗多，微发热恶寒者，外未解也，其热不潮，未可与承气汤；若腹大满不通者，可与小承气汤，微和胃气，勿令至大泄下。(208)

阳明病，潮热，大便微硬者，可与大承气汤，不硬者不可与之。若不大便六七日，恐有燥屎，欲知之法，少与小承气汤，汤入腹中，转失气者，此有燥屎也，乃可攻之。若不转失气者，此但初头硬，后必溏，不可攻之，攻之必胀满不能食也。欲饮水者，与水则哕。其后发热者，必大便复硬而少也，以小承气汤和之。不转失气者，慎不可攻也。(209)

夫实则谵语，虚则郑声。郑声者，重语也。直视谵语，喘满者死，下利者亦死。（210）

伤寒若吐、若下后不解，不大便五六日，上至十余日，日晡所发潮热，不恶寒，独语如见鬼状。若剧者，发则不识人，循衣摸床，惕而不安，微喘直视，脉弦者生，涩者死。微者，但发热谵语者，大承气汤主之。若一服利，则止后服。（212）

阳明病，其人多汗，以津液外出，胃中燥，大便必硬，硬则谵语，小承气汤主之。若一服谵语止者，更莫复服。（213）

阳明病，谵语发潮热，脉滑而疾者，小承气汤主之。因与承气汤一升，腹中转气者，更服一升；若不转气者，勿更与之。明日又不大便，脉反微涩者，里虚也，为难治，不可更与承气汤也。（214）

阳明病，谵语有潮热，反不能食者，胃中必有燥屎五六枚也。若能食者，但硬耳。宜大承气汤下之。（215）

三阳合病，腹满身重，难以转侧，口不仁，面垢，谵语，遗尿。发汗则谵语。下之则额上生汗，手足逆冷。若自汗出者，白虎汤主之。（219）

二阳并病，太阳证罢，但发潮热，手足漐漐汗出，大便难而谵语者，下之则愈，宜大承气汤。（220）

阳明病，脉浮而紧，咽燥口苦，腹满而喘，发热汗出，不恶寒，反恶热，身重。若发汗则躁，心愦愦，反谵语。若加温针，必怵惕，烦躁不得眠。若下之，则胃中空虚，客气动膈，心中懊侬，舌上胎者，栀子豉汤主之。（221）

若渴欲饮水，口干舌燥者，白虎加人参汤主之。（222）

若脉浮发热，渴欲饮水，小便不利者，猪苓汤主之。
（223）

阳明病，汗出多而渴者，不可与猪苓汤，以汗多胃中燥，猪苓汤复利其小便故也。（224）

阳明病，下之，其外有热，手足温，不结胸，心中懊憹，饥不能食，但头汗出者，栀子豉汤主之。（228）

阳明病，发潮热，大便溏，小便自可，胸胁满不去者，与小柴胡汤。（229）

阳明病，胁下硬满，不大便而呕，舌上白胎者，可与小柴胡汤。上焦得通，津液得下，胃气因和，身濈然而汗出解。（230）

阳明中风，脉弦浮大而短气，腹都满，胁下及心痛，久按之气不通，鼻干，不得汗，嗜卧，一身及目悉黄，小便难，有潮热，时时哕，耳前后肿，刺之小差。外不解，病过十日，脉续浮者，与小柴胡汤。（231）

阳明病，自汗出，若发汗，小便自利者，此为津液内竭，虽硬不可攻之，当须自欲大便，宜蜜煎导而通之。若土瓜根及与大猪胆汁，皆可为导。（233）

阳明病，发热汗出者，此为热越，不能发黄也。但头汗出，身无汗，剂颈而还，小便不利，渴引水浆者，此为瘀热在里，身必发黄，茵陈蒿汤主之。（236）

阳明证，其人喜忘者，必有蓄血。所以然者，本有久瘀血，故令喜忘。屎虽硬，大便反易，其色必黑者，宜抵当汤下之。（237）

阳明病，下之，心中懊憹而烦，胃中有燥屎者，可攻。腹微满，初头硬，后必溏，不可攻之。若有燥屎者，宜大

承气汤。(238)

病人不大便五六日，绕脐痛，烦躁，发作有时者，此有燥屎，故使不大便也。(239)

大下后，六七日不大便，烦不解，腹满痛者，此有燥屎也。所以然者，本有宿食故也，宜大承气汤。(241)

病人小便不利，大便乍难乍易，时有微热，喘冒不能卧者，有燥屎也，宜大承气汤。(242)

食谷欲呕，属阳明也，吴茱萸汤主之。得汤反剧者，属上焦也。(243)

趺阳脉浮而涩，浮则胃气强，涩则小便数，浮涩相搏，大便则硬，其脾为约，麻子仁丸主之。(247)

太阳病三日，发汗不解，蒸蒸发热者，属胃也，调胃承气汤主之。(248)

伤寒吐后，腹胀满者，与调胃承气汤。(249)

伤寒六七日，目中不了了，睛不和，无表里证，大便难，身微热者，此为实也，急下之，宜大承气汤。(252)

阳明病，发热汗多者，急下之，宜大承气汤。(253)

发汗不解，腹满痛者，急下之，宜大承气汤。(254)

腹满不减，减不足言，当下之，宜大承气汤。(255)

伤寒发汗已，身目为黄，所以然者，以寒湿在里不解故也，以为不可下也，于寒湿中求之。(259)

伤寒七八日，身黄如橘子色，小便不利，腹微满者，茵陈蒿汤主之。(260)

伤寒身黄发热，栀子柏皮汤主之。(261)

伤寒瘀热在里，身必黄，麻黄连轺赤小豆汤主之。(262)

3. 辨少阳病脉证并治

少阳之为病，口苦，咽干，目眩也。（263）

少阳中风，两耳无所闻，目赤，胸中满而烦者，不可吐下，吐下则悸而惊。（264）

伤寒脉弦细，头痛发热者，属少阳。少阳不可发汗，发汗则谵语，此属胃。胃和则愈，胃不和，烦而悸。（265）

本太阳病不解，转入少阳者，胁下硬满，干呕不能食，往来寒热，尚未吐下，脉沉紧者，与小柴胡汤。（266）

若已吐下发汗温针，谵语，柴胡汤证罢，此为坏病，知犯何逆，以法治之。（267）

少阳病欲解时，从寅至辰上。（272）

4. 辨太阴病脉证并治

太阴之为病，腹满而吐，食不下，自利益甚，时腹自痛。若下之，必胸下结硬。（273）

太阴中风，四肢烦疼，阳微阴涩而长者，为欲愈。（274）

太阴病欲解时，从亥至丑上。（275）

太阴病，脉浮者，可发汗，宜桂枝汤。（276）

自利不渴者，属太阴，以其脏有寒故也，当温之，宜服四逆辈。（277）

伤寒脉浮而缓，手足自温者，系在太阴。太阴当发身黄，若小便自利者，不能发黄。至七八日，虽暴烦下利日十余行，必自止，以脾家实，腐秽当去故也。（278）

本太阳病，医反下之，因尔腹满时痛者，属太阴也。桂枝加芍药汤主之。大实痛者，桂枝加大黄汤主之。（279）

太阴为病，脉弱，其人续自便利，设当行大黄芍药者，宜减之，以其人胃气弱，易动故也。（280）

5. 辨少阴病脉证并治

少阴之为病，脉微细，但欲寐也。（281）

少阴病，欲吐不吐，心烦，但欲寐。五六日自利而渴者，属少阴也。虚故引水自救。若小便色白者，少阴病形悉具。小便白者，以下焦虚有寒，不能制水，故令色白也。（282）

病人脉阴阳俱紧，反汗出者，亡阳也，此属少阴，法当咽痛而复吐利。（283）

少阴病欲解时，从子至寅上。（291）

少阴病，但厥无汗，而强发之，必动其血，未知从何道出，或从口鼻，或从目出者，是名下厥上竭，为难治。（294）

少阴病，始得之，反发热，脉沉者，麻黄细辛附子汤主之。（301）

少阴病，得之二三日，麻黄附子甘草汤微发汗，以二三日无证，故微发汗也。（302）

少阴病，得之二三日以上，心中烦，不得卧，黄连阿胶汤主之。（303）

少阴病，得之一二日，口中和，其背恶寒者，当灸之，附子汤主之。（304）

少阴病，身体痛，手足寒，骨节痛，脉沉者，附子汤

主之。(305)

少阴病，下利便脓血者，桃花汤主之。(306)

少阴病，二三日至四五日，腹痛，小便不利，下利不止，便脓血者，桃花汤主之。(307)

少阴病，吐利，手足逆冷，烦躁欲死者，吴茱萸汤主之。(309)

少阴病，下利咽痛，胸满心烦，猪肤汤主之。(310)

少阴病二三日，咽痛者，可与甘草汤。不差，与桔梗汤。(311)

少阴病，咽中伤，生疮，不能语言，声不出者，苦酒汤主之。(312)

少阴病，咽中痛，半夏散及汤主之。(313)

少阴病，下利，白通汤主之。(314)

少阴病，下利脉微者，与白通汤。利不止，厥逆无脉，干呕烦者，白通加猪胆汁汤主之。服汤脉暴出者死，微续者生。(315)

少阴病，二三日不已，至四五日，腹痛，小便不利，四肢沉重疼痛，自下利者，此为有水气，其人或咳，或小便利，或下利，或呕者，真武汤主之。(316)

少阴病，下利清谷，里寒外热，手足厥逆，脉微欲绝，身反不恶寒，其人面色赤，或腹痛，或干呕，或咽痛，或利止脉不出者，通脉四逆汤主之。(317)

少阴病，四逆，其人或咳，或悸，或小便不利，或腹中痛，或泄利下重者，四逆散主之。(318)

少阴病，下利六七日，咳而呕渴，心烦不得眠者，猪苓汤主之。(319)

少阴病，得之二三日，口燥咽干者，急下之，宜大承气汤。（320）

少阴病，自利清水，色纯青，心下必痛，口干燥者，可下之，宜大承气汤。（321）

少阴病，六七日，腹胀不大便者，急下之，宜大承气汤。（322）

少阴病，脉沉者，急温之，宜四逆汤。（323）

少阴病，饮食入口则吐，心中温温欲吐，复不能吐。始得之，手足寒，脉弦迟者，此胸中实，不可下也，当吐之。若膈上有寒饮，干呕者，不可吐也，当温之，宜四逆汤。（324）

6.辨厥阴病脉证并治

厥阴之为病，消渴，气上撞心，心中疼热，饥而不欲食，食则吐蛔。下之利不止。（326）

厥阴病欲解时，从丑至卯上。（328）

伤寒始发热六日，厥反九日而利。凡厥利者，当不能食，今反能食者，恐为除中。食以索饼，不发热者，知胃气尚在，必愈。恐暴热来出而复去也。后日脉之，其热续在者，期之旦日夜半愈。所以然者，本发热六日，厥反九日，复发热三日，并前六日，亦为九日，与厥相应，故期之旦日夜半愈。后三日脉之，而脉数，其热不罢者，此为热气有余，必发痈脓也。（332）

伤寒一二日至四五日，厥者必发热，前热者后必厥，厥深者热亦深，厥微者热亦微。厥应下之，而反发汗者，必口伤烂赤。（335）

凡厥者，阴阳气不相顺接，便为厥。厥者，手足逆冷者是也。（337）

伤寒脉微而厥，至七八日肤冷，其人躁无暂安时者，此为脏厥，非蛔厥也。蛔厥者，其人当吐蛔。令病者静，而复时烦者，此为脏寒。蛔上入其膈，故烦，须臾复止，得食而呕，又烦者，蛔闻食臭出，其人常自吐蛔。蛔厥者，乌梅丸主之。又主久利。（338）

伤寒热少微厥，指头寒，嘿嘿不欲食，烦躁。数日小便利，色白者，此热除也，欲得食，其病为愈。若厥而呕，胸胁烦满者，其后必便血。（339）

伤寒脉滑而厥者，里有热，白虎汤主之。（350）

手足厥寒，脉细欲绝者，当归四逆汤主之。（351）

若其人内有久寒者，宜当归四逆加吴茱萸生姜汤。（352）

大汗出，热不去，内拘急，四肢疼，又下利，厥逆而恶寒者，四逆汤主之。（353）

大汗，若大下利，而厥冷者，四逆汤主之。（354）

病人手足厥冷，脉乍紧者，邪结在胸中。心下满而烦，饥不能食者，病在胸中，当须吐之，宜瓜蒂散。（355）

伤寒厥而心下悸，宜先治水，当服茯苓甘草汤，却治其厥。不尔，水渍入胃，必作利也。（356）

伤寒六七日，大下后，寸脉沉而迟，手足厥逆，下部脉不至，喉咽不利，唾脓血，泄利不止者，为难治，麻黄升麻汤主之。（357）

伤寒本自寒下，医复吐下之，寒格，更逆吐下，若食

入口即吐，干姜黄芩黄连人参汤主之。（359）

热利下重者，白头翁汤主之。（371）

下利欲饮水者，以有热故也，白头翁汤主之。（373）

呕家有痈脓者，不可治呕，脓尽自愈。（376）

干呕，吐涎沫，头痛者，吴茱萸汤主之。（378）

呕而发热者，小柴胡汤主之。（379）

伤寒哕而腹满，视其前后，知何部不利，利之即愈。（381）

7. 辨霍乱病脉证并治

问曰：病有霍乱者何？答曰：呕吐而利，此名霍乱。（382）

恶寒脉微而复利，利止亡血也，四逆加人参汤主之。（385）

霍乱，头痛发热，身疼痛，热多欲饮水者，五苓散主之；寒多不用水者，理中丸主之。（386）

吐利止，而身痛不休者，当消息和解其外，宜桂枝汤小和之。（387）

既吐且利，小便复利，而大汗出，下利清谷，内寒外热，脉微欲绝者，四逆汤主之。（389）

吐已下断，汗出而厥，四肢拘急不解，脉微欲绝者，通脉四逆加猪胆汤主之。（390）

吐利发汗，脉平，小烦者，以新虚不胜谷气故也。（391）

8. 辨阴阳易差后劳复病脉证并治

大病瘥后，劳复者，枳实栀子豉汤主之。（393）

伤寒差以后，更发热，小柴胡汤主之。脉浮者，以汗解之；脉沉实者，以下解之。（394）

大病瘥后，从腰以下有水气者，牡蛎泽泻散主之。（395）

大病瘥后，喜唾，久不了了，胸上有寒，当以丸药温之，宜理中丸。（396）

伤寒解后，虚羸少气，气逆欲吐，竹叶石膏汤主之。（397）

病人脉已解，而日暮微烦，以病新差，人强与谷，脾胃气尚弱，不能消谷，故令微烦，损谷则愈。（398）

四、《金匮要略》

【导读】

《金匮要略》为《伤寒杂病论》的杂病部分，自成书后即散佚于战火，宋代翰林学士王洙于馆阁残书中发现一部《伤寒杂病论》的节略本，叫做《金匮玉函要略方》，中卷论杂病，下卷论方剂和妇科病，经校正医书局整理后，即形成了《金匮要略方论》，简称《金匮要略》。

【原文】

1. 脏腑经络先后病脉证第一

问曰：上工治未病，何也？师曰：夫治未病者，见肝之病，知肝传脾，当先实脾，四季脾旺不受邪，即勿补之。中工不晓相传，见肝之病，不解实脾，惟治肝也。

夫肝之病，补用酸，助用焦苦，益用甘味之药调之。酸入肝，焦苦入心，甘入脾。脾能伤肾，肾气微弱，则水不行；水不行，则心火气盛；心火气盛，则伤肺；肺被伤，则金气不行；金气不行，则肝气盛。故实脾，则肝自愈。此治肝补脾之要妙也。肝虚则用此法，实则不在用之。

经曰："虚虚实实，补不足，损有余"，是其义也。余脏准此。(1)

夫人禀五常，因风气而生长，风气虽能生万物，亦能害万物，如水能浮舟，亦能覆舟。若五脏元真通畅，人即安和。客气邪风，中人多死。千般疢难，不越三条：一者，经络受邪，入脏腑，为内所因也；二者，四肢九窍，血脉相传，壅塞不通，为外皮肤所中也；三者，房室、金刃、虫兽所伤。以此详之，病由都尽。

若人能养慎，不令邪风干忤经络。适中经络，未流传脏腑，即医治之；四肢才觉重滞，即导引、吐纳、针灸、膏摩，勿令九窍闭塞；更能无犯王法、禽兽灾伤，房室勿令竭乏，服食节其冷、热、苦、酸、辛、甘，不遗形体有衰，病则无由入其腠理。腠者，是三焦通会元真之处，为血气所注；理者，是皮肤脏腑之纹理也。(2)

师曰：息摇肩者，心中坚；息引胸中上气者，咳；息张口短气者，肺痿唾沫。(5)

师曰：吸而微数，其病在中焦，实也，当下之即愈，虚者不治。在上焦者，其吸促，在下焦者，其吸远，此皆难治。呼吸动摇振振者，不治。(6)

师曰：病人脉浮者在前，其病在表；浮者在后，其病在里。腰痛背强不能行，必短气而极也。（9）

清邪居上，浊邪居下。大邪中表，小邪中里。馨饪之邪，从口入者，宿食也。五邪中人，各有法度，风中于前，寒中于暮，湿伤于下，雾伤于上，风令脉浮，寒令脉急，雾伤皮腠，湿流关节，食伤脾胃，极寒伤经，极热伤络。（13）

夫病痼疾加以卒病，当先治其卒病，后乃治其痼疾也。（15）

师曰：五脏病各有所得者愈；五脏病各有所恶，各随其所不喜者为病。病者素不应食，而反暴思之，必发热也。（16）

夫诸病在脏，欲攻之，当随其所得而攻之。如渴者，与猪苓汤。余皆仿此。（17）

2. 痉湿暍病脉证治第二

太阳病，发热无汗，反恶寒者，名曰刚痉。（1）

太阳病，发热汗出，而不恶寒，名曰柔痉。（2）

太阳病，其证备，身体强，几几然，脉反沉迟，此为痉，栝楼桂枝汤主之。（11）

太阳病，无汗而小便反少，气上冲胸，口噤不得语，欲作刚痉，葛根汤主之。（12）

痉为病，胸满，口噤，卧不着席，脚挛急，必龂齿，可与大承气汤。（13）

太阳病，关节疼痛而烦，脉沉而细者，此名湿痹。湿痹之候，小便不利，大便反快，但当利其小便。（14）

风湿相搏，一身尽疼痛，法当汗出而解，值天阴雨不止，医云此可发汗，汗之病不愈者，何也？盖发其汗，汗大出者，但风气去，湿气在，是故不愈也。若治风湿者，发其汗，但微微似欲出汗者，风湿俱去也。（18）

湿家病身疼发热，面黄而喘，头痛鼻塞而烦，其脉大，自能饮食，腹中和无病，病在头中寒湿，故鼻塞，内药鼻中则愈。（19）

湿家身烦疼，可与麻黄加术汤发其汗为宜，慎不可以火攻之。（20）

病者一身尽疼，发热，日晡所剧者，名风湿。此病伤于汗出当风，或久伤取冷所致也。可与麻黄杏仁薏苡甘草汤。（21）

风湿，脉浮身重，汗出恶风者，防己黄芪汤主之。（22）

伤寒八九日，风湿相搏，身体疼烦，不能自转侧，不呕不渴，脉浮虚而涩者，桂枝附子汤主之；若大便坚，小便自利者，去桂加白术汤主之。（23）

风湿相搏，骨节疼烦，掣痛不得屈伸，近之则痛剧，汗出短气，小便不利，恶风不欲去衣，或身微肿者，甘草附子汤主之。（24）

太阳中热者，暍是也。汗出恶寒，身热而渴，白虎加人参汤主之。（26）

3.百合狐惑阴阳毒病脉证治第三

论曰：百合病者，百脉一宗，悉致其病也。意欲食复不能食，常默默，欲卧不能卧，欲行不能行，饮食或有美时，或有不用闻食臭时，如寒无寒，如热无热，口苦，小便赤，诸药不能治，得药则剧吐利，如有神灵者，身形如和，其脉微数。（1）

百合病发汗后者，百合知母汤主之。（2）

百合病下之后者，滑石代赭汤主之。（3）

百合病吐之后者，百合鸡子汤主之。（4）

百合病，不经吐、下、发汗，病形如初者，百合地黄汤主之。（5）

百合病一月不解，变成渴者，百合洗方主之。（6）

百合病渴不差者，栝楼牡蛎散主之。（7）

百合病变发热者，百合滑石散主之。（8）

狐惑之为病，状如伤寒，默默欲眠，目不得闭，卧起不安。蚀于喉为惑，蚀于阴为狐。不欲饮食，恶闻食臭，其面目乍赤、乍黑、乍白。蚀于上部则声喝（一作嘎），甘草泻心汤主之。（10）

蚀于下部则咽干，苦参汤洗之。（11）

蚀于肛者，雄黄熏之。（12）

病者脉数，无热，微烦，默默但欲卧，汗出，初得之三四日，目赤如鸠眼；七八日，目四眦黑。若能食者，脓已成也，赤豆当归散主之。（13）

阳毒之为病，面赤斑斑如锦纹，咽喉痛，唾脓血。五日可治，七日不可治，升麻鳖甲汤主之。（14）

阴毒之为病，面目青，身痛如被杖，咽喉痛。五日可治，七日不可治，升麻鳖甲汤去雄黄、蜀椒主之。（15）

4.疟病脉证并治第四

病疟，以月一日发，当以十五日愈；设不差，当月尽解。如其不差，当云何？师曰：此结为癥瘕，名曰疟母，急治之，宜鳖甲煎丸。（2）

温疟者，其脉如平，身无寒但热，骨节疼烦，时呕，白虎加桂枝汤主之。（4）

5.中风历节病脉证并治第五

夫风之为病，当半身不遂；或但臂不遂者，此为痹。脉微而数，中风使然。（1）

寸口脉浮而紧，紧则为寒，浮则为虚，寒虚相搏，邪在皮肤；浮者血虚，络脉空虚；贼邪不泻，或左或右；邪气反缓，正气即急，正气引邪，㖞僻不遂。

邪在于络，肌肤不仁；邪在于经，即重不胜；邪入于腑，即不识人；邪入于脏，舌即难言，口吐涎。（2）

寸口脉沉而弱，沉即主骨，弱即主筋，沉即为肾，弱即为肝。汗出入水中，如水伤心，历节黄汗出，故曰历节。（4）

少阴脉浮而弱，弱则血不足，浮则为风，风血相搏，即疼痛如掣。（6）

诸肢节疼痛，身体魁羸，脚肿如脱，头眩短气，温温欲吐，桂枝芍药知母汤主之。（8）

病历节不可屈伸，疼痛，乌头汤主之。（10）

6. 血痹虚劳病脉证并治第六

问曰：血痹病从何得之？师曰：夫尊荣人骨弱肌肤盛，重因疲劳汗出，卧不时动摇，加被微风，遂得之。但以脉自微涩在寸口，关上小紧，宜针引阳气，令脉和紧去则愈。（1）

血痹阴阳俱微，寸口关上微，尺中小紧，外证身体不仁，如风痹状，黄芪桂枝五物汤主之。（2）

夫男子平人，脉大为劳，极虚亦为劳。（3）

夫失精家少腹弦急，阴头寒，目眩（一作目眶痛），发落，脉极虚芤迟，为清谷，亡血，失精。脉得诸芤动微紧，男子失精，女子梦交，桂枝加龙骨牡蛎汤主之。（8）

虚劳里急，悸，衄，腹中痛，梦失精，四肢酸疼，手足烦热，咽干口燥，小建中汤主之。（13）

虚劳里急，诸不足，黄芪建中汤主之。（14）

虚劳腰痛，少腹拘急，小便不利者，八味肾气丸主之。（15）

虚劳诸不足，风气百疾，薯蓣丸主之。（16）

虚劳虚烦不得眠，酸枣汤主之。（17）

五劳虚极羸瘦，腹满不能饮食，食伤、忧伤、饮伤、房室伤、饥伤、劳伤、经络营卫气伤，内有干血，肌肤甲错，两目黯黑。缓中补虚，大黄䗪虫丸主之。（18）

7. 肺痿肺痈咳嗽上气病脉证治第七

问曰：热在上焦者，因咳为肺痿。肺痿之病，从何得之？师曰：或从汗出，或从呕吐，或从消渴，小便利数，

第二篇 经典篇

医海拾贝

或从便难，又被快药下利，重亡津液，故得之。曰：寸口脉数，其人咳，口中反有浊唾涎沫者何？师曰：为肺痿之病。若口中辟辟燥，咳即胸中隐隐痛，脉反滑数，此为肺痈，咳唾脓血。脉数虚者为肺痿，数实者为肺痈。（1）

肺痿吐涎沫而不咳者，其人不渴，必遗尿，小便数，所以然者，以上虚不能制下故也。此为肺中冷，必眩，多涎唾，甘草干姜汤以温之。若服汤已渴者，属消渴。（5）

咳而上气，喉中水鸡声，射干麻黄汤主之。（6）

咳逆上气，时时唾浊，但坐不得眠，皂荚丸主之。（7）

咳而脉浮者，厚朴麻黄汤主之。（8）

脉沉者，泽漆汤主之。（9）

火逆上气，咽喉不利，止逆下气者，麦门冬汤主之。（10）

肺痈，喘不得卧，葶苈大枣泻肺汤主之。（11）

咳而胸满，振寒脉数，咽干不渴，时出浊唾腥臭，久久吐脓如米粥者，为肺痈，桔梗汤主之。（12）

咳而上气，此为肺胀，其人喘，目如脱状，脉浮大者，越婢加半夏汤主之。（13）

肺胀，咳而上气，烦躁而喘，脉浮者，心下有水，小青龙加石膏汤主之。（14）

肺痈胸满胀，一身面目浮肿，鼻塞清涕出，不闻香臭酸辛，咳逆上气，喘鸣迫塞，葶苈大枣泻肺汤主之。（15）

8. 奔豚气病脉证治第八

师曰：病有奔豚，有吐脓，有惊怖，有火邪，此四部病，皆从惊发得之。师曰：奔豚病，从少腹起，上冲咽喉，

发作欲死，复还止，皆从惊恐得之。（1）

奔豚气上冲胸，腹痛，往来寒热，奔豚汤主之。（2）

9.胸痹心痛短气病脉证治第九

师曰：夫脉当取太过不及。阳微阴弦，即胸痹而痛，所以然者，责其极虚也。今阳虚知在上焦，所以胸痹、心痛者，以其阴弦故也。（1）

平人无寒热，短气不足以息者，实也。（2）

胸痹之病，喘息咳唾，胸背痛，短气，寸口脉沉而迟，关上小紧数，栝楼薤白白酒汤主之。（3）

胸痹不得卧，心痛彻背者，栝楼薤白半夏汤主之。（4）

胸痹心中痞，留气结在胸，胸满，胁下逆抢心，枳实薤白桂枝汤主之；人参汤亦主之。（5）

胸痹，胸中气塞，短气，茯苓杏仁甘草汤主之，橘枳姜汤亦主之。（6）

胸痹缓急者，薏苡附子散主之。（7）

心中痞，诸逆心悬痛，桂枝生姜枳实汤主之。（8）

心痛彻背，背痛彻心，乌头赤石脂丸主之。（9）

10.腹满寒疝宿食病脉证治第十

病者腹满，按之不痛为虚，痛者为实，可下之。舌黄未下者，下之黄自去。（2）

腹满时减，复如故，此为寒，当与温药。（3）

病腹满，发热十日，脉浮而数，饮食如故，厚朴七物汤主之。（9）

腹中寒气，雷鸣切痛，胸胁逆满，呕吐，附子粳米汤

主之。（10）

痛而闭者，厚朴三物汤主之。（11）

按之心下满痛者，此为实也，当下之，宜大柴胡汤。（12）

心胸中大寒痛，呕不能饮食，腹中寒，上冲皮起，出见有头足，上下痛而不可触近，大建中汤主之。（14）

胁下偏痛，发热，其脉紧弦，此寒也，以温药下之，宜大黄附子汤。（15）

腹痛，脉弦而紧，弦则卫气不行，即恶寒，紧则不欲食，邪正相搏，即为寒疝。绕脐痛，若发则白汗出，手足厥冷，其脉沉弦者，大乌头煎主之。（17）

寒疝腹中痛，及胁痛里急者，当归生姜羊肉汤主之。（18）

寒疝腹中痛，逆冷，手足不仁，若身疼痛，灸刺诸药不能治，抵当乌头桂枝汤主之。（19）

下利不欲食者，有宿食也，当下之，宜大承气汤。（23）

宿食在上脘，当吐之，宜瓜蒂散。（24）

11. 五脏风寒积聚病脉证并治第十一

肝着，其人常欲蹈其胸上，先未苦时，但欲饮热，旋覆花汤主之。（7）

肾着之病，其人身体重，腰中冷，如坐水中，形如水状，反不渴，小便自利，饮食如故，病属下焦，身劳汗出，衣里冷湿，久久得之，腰以下冷痛，腹重如带五千钱，甘姜苓术汤主之。（16）

12. 痰饮咳嗽病脉证并治第十二

问曰：四饮何以为异？师曰：其人素盛今瘦，水走肠间，沥沥有声，谓之痰饮；饮后水流在胁下，咳唾引痛，谓之悬饮；饮水流行，归于四肢，当汗出而不汗出，身体疼重，谓之溢饮；咳逆倚息，短气不得卧，其形如肿，谓之支饮。（2）

膈上病痰，满喘咳吐，发则寒热，背痛腰疼，目泣自出，其人振振身瞤剧，必有伏饮。（11）

夫病人饮水多，必暴喘满。凡食少饮多，水停心下，甚者则悸，微者短气。脉双弦者寒也，皆大下后善虚。脉偏弦者饮也。（12）

病痰饮者，当以温药和之。（15）

心下有痰饮，胸胁支满，目眩，苓桂术甘汤主之。（16）

夫短气有微饮，当从小便去之，苓桂术甘汤主之，肾气丸亦主之。（17）

病者脉伏，其人欲自利，利反快，虽利，心下续坚满，此为留饮欲去故也，甘遂半夏汤主之。（18）

脉沉而弦者，悬饮内痛。（21）

病悬饮者，十枣汤主之。（22）

病溢饮者，当发其汗，大青龙汤主之，小青龙汤亦主之。（23）

膈间支饮，其人喘满，心下痞坚，面色黧黑，其脉沉紧，得之数十日，医吐下之不愈，木防己汤主之。虚者即愈，实者三日复发，复与不愈者，宜木防己汤去石膏加茯

苓芒硝汤主之。（24）

心下有支饮，其人苦冒眩，泽泻汤主之。（25）

支饮胸满者，厚朴大黄汤主之。（26）

支饮不得息，葶苈大枣泻肺汤主之。（27）

呕家本渴，渴者为欲解，今反不渴，心下有支饮故也，小半夏汤主之。（28）

腹满，口舌干燥，此肠间有水气，己椒苈黄丸主之。（29）

卒呕吐，心下痞，膈间有水，眩悸者，小半夏加茯苓汤主之。（30）

假令瘦人脐下有悸，吐涎沫而癫眩，此水也，五苓散主之。（31）

咳逆倚息不得卧，小青龙汤主之。（35）

青龙汤下已，多唾口燥，寸脉沉，尺脉微，手足厥逆，气从小腹上冲胸咽，手足痹，其面翕热如醉状，因复下流阴股，小便难，时复冒者，与茯苓桂枝五味甘草汤，治其气冲。（36）

冲气即低，而反更咳，胸满者，用桂苓五味甘草汤去桂加干姜、细辛，以治其咳满。（37）

咳满即止，而更复渴，冲气复发者，以细辛、干姜为热药也。服之当遂渴，而渴反止者，为支饮也。支饮者，法当冒，冒者必呕，呕者复内半夏以去其水。（38）

水去呕止，其人形肿者，加杏仁主之。其证应内麻黄，以其人遂痹，故不内之。若逆而内之者，必厥。所以然者，以其人血虚，麻黄发其阳故也。（39）

若面热如醉，此为胃热上冲熏其面，加大黄以利之。

（40）

先渴后呕，为水停心下，此属饮家，小半夏茯苓汤主之。（41）

13. 消渴小便不利淋病脉证并治第十三

男子消渴，小便反多，以饮一斗，小便一斗，肾气丸主之。（3）

渴欲饮水不止者，文蛤散主之。（6）

小便不利者，有水气，其人若渴，栝楼瞿麦丸主之。（10）

小便不利，蒲灰散主之，滑石白鱼散、茯苓戎盐汤并主之。（11）

14. 水气病脉证并治第十四

师曰：病有风水、有皮水、有正水、有石水、有黄汗。风水，其脉自浮，外证骨节疼痛，恶风；皮水，其脉亦浮，外证胕肿，按之没指，不恶风，其腹如鼓，不渴，当发其汗；正水，其脉沉迟，外证自喘；石水，其脉自沉，外证腹满不喘；黄汗，其脉沉迟，身发热，胸满，四肢头面肿，久不愈，必致痈脓。（1）

里水者，一身面目黄肿，其脉沉，小便不利，故令病水。假如小便自利，此亡津液，故令渴也。越婢加术汤主之。（5）

夫水病人，目下有卧蚕，面目鲜泽，脉伏，其人消渴。病水腹大，小便不利，其脉沉绝者，有水，可下之。（11）

师曰：诸有水者，腰以下肿，当利小便；腰以上肿，

当发汗乃愈。（18）

问曰：病有血分水分，何也？师曰：经水前断，后病水，名曰血分，此病难治；先病水，后经水断，名曰水分，此病易治。何以故？去水，其经自下。（20）

风水，脉浮身重，汗出恶风者，防己黄芪汤主之。腹痛加芍药。（22）

风水恶风，一身悉肿，脉浮不渴，续自汗出，无大热，越婢汤主之。（23）

皮水为病，四肢肿，水气在皮肤中，四肢聂聂动者，防己茯苓汤主之。（24）

里水，越婢加术汤主之，甘草麻黄汤亦主之。（25）

水之为病，其脉沉小，属少阴；浮者为风，无水虚胀者为气。水，发其汗即已。脉沉者宜麻黄附子汤；浮者宜杏子汤。（26）

厥而皮水者，蒲灰散主之。（27）

问曰：黄汗之为病，身体肿（一作重），发热汗出而渴，状如风水，汗沾衣，色正黄如柏汁，脉自沉，何从得之？师曰：以汗出入水中浴，水从汗孔入得之，宜芪芍桂酒汤主之。（28）

黄汗之病，两胫自冷；假令发热，此属历节。食已汗出，又身常暮盗汗出者，此劳气也。若汗出已反发热者，久久其身必甲错；发热不止者，必生恶疮。若身重，汗出已辄轻者，久久必身瞤，瞤即胸中痛，又从腰以上必汗出，下无汗，腰髋弛痛，如有物在皮中状，剧者不能食，身疼重，烦躁，小便不利，此为黄汗，桂枝加黄芪汤主之。（29）

气分，心下坚，大如盘，边如旋杯，水饮所作，桂枝去芍药加麻辛附子汤主之。（31）

心下坚，大如盘，边如旋盘，水饮所作，枳术汤主之。（32）

15.黄疸病脉证并治第十五

寸口脉浮而缓，浮则为风，缓则为痹。痹非中风，四肢苦烦，脾色必黄，瘀热以行。（1）

师曰：病黄疸，发热烦喘，胸满口燥者，以病发时火劫其汗，两热所得。然黄家所得，从湿得之。一身尽发热而黄，肚热，热在里，当下之。（8）

谷疸之为病，寒热不食，食即头眩，心胸不安，久久发黄为谷疸，茵陈蒿汤主之。（13）

黄家日晡所发热，而反恶寒，此为女劳得之。膀胱急，少腹满，身尽黄，额上黑，足下热，因作黑疸。其腹胀如水状，大便必黑，时溏，此女劳之病，非水也。腹满者难治。硝石矾石散主之。（14）

酒黄疸，心中懊憹或热痛，栀子大黄汤主之。（15）

诸病黄家，但利其小便；假令脉浮，当以汗解之，宜桂枝加黄芪汤主之。（16）

黄疸病，茵陈五苓散主之。（18）

黄疸腹满，小便不利而赤，自汗出，此为表和里实，当下之，宜大黄硝石汤。（19）

黄疸病，小便色不变，欲自利，腹满而喘，不可除热，热除必哕。哕者，小半夏汤主之。（20）

诸黄，腹痛而呕者，宜柴胡汤。（21）

男子黄，小便自利，当与虚劳小建中汤。（22）

16.惊悸吐衄下血胸满瘀血病脉证治第十六

病人胸满，唇痿舌青，口燥，但欲漱水不欲咽，无寒热，脉微大来迟，腹不满，其人言我满，为有瘀血。（10）

吐血不止者，柏叶汤主之。（14）

下血，先便后血，此远血也，黄土汤主之。（15）

下血，先血后便，此近血也，赤小豆当归散主之。（16）

心气不足，吐血、衄血，泻心汤主之。（17）

17.呕吐哕下利病脉证治第十七

夫呕家有痈脓，不可治呕，脓尽自愈。（1）

趺阳脉浮而涩，浮则为虚，涩则伤脾，脾伤则不磨，朝食暮吐，暮食朝吐，宿谷不化，名曰胃反。脉紧而涩，其病难治。（5）

哕而腹满，视其前后，知何部不利，利之即愈。（7）

呕而胸满者，茱萸汤主之。（8）

呕而肠鸣，心下痞者，半夏泻心汤主之。（10）

干呕而利者，黄芩加半夏生姜汤主之。（11）

诸呕吐，谷不得下者，小半夏汤主之。（12）

呕而脉弱，小便复利，身有微热，见厥者难治，四逆汤主之。（14）

胃反呕吐者，大半夏汤主之。（16）

食已即吐者，大黄甘草汤主之。（17）

胃反，吐而渴欲饮水者，茯苓泽泻汤主之。（18）

干呕，吐逆，吐涎沫，半夏干姜散主之。（20）

病人胸中似喘不喘，似呕不呕，似哕不哕，彻心中愦愦然无奈者，生姜半夏汤主之。（21）

干呕哕，若手足厥者，橘皮汤主之。（22）

哕逆者，橘皮竹茹汤主之。（23）

18. 疮痈肠痈浸淫病脉证并治第十八

肠痈之为病，其身甲错，腹皮急，按之濡，如肿状，腹无积聚，身无热，脉数，此为肠内有痈脓，薏苡附子败酱散主之。（3）

肠痈者，少腹肿痞，按之即痛如淋，小便自调，时时发热，自汗出，复恶寒。其脉迟紧者，脓未成，可下之，当有血。脉洪数者，脓已成，不可下也。大黄牡丹汤主之。（4）

19. 趺蹶手指臂肿转筋阴狐疝蛔虫病脉证治第十九

转筋之为病，其人臂脚直，脉上下行，微弦。转筋入腹者，鸡屎白散主之。（3）

阴狐疝气者，偏有小大，时时上下，蜘蛛散主之。（4）

蛔虫之为病，令人吐涎，心痛发作有时，毒药不止，甘草粉蜜汤主之。（6）

20. 妇人妊娠病脉证并治第二十

妇人宿有癥病，经断未及三月，而得漏下不止，胎动在脐上者，为癥痼害。妊娠六月动者，前三月经水利时，

胎也。下血者，后断三月衃也。所以血不止者，其癥不去故也，当下其癥，桂枝茯苓丸主之。（2）

师曰：妇人有漏下者，有半产后因续下血都不绝者，有妊娠下血者。假令妊娠腹中痛，为胞阻，胶艾汤主之。（4）

妇人怀妊，腹中疠痛，当归芍药散主之。（5）

妊娠呕吐不止，干姜人参半夏丸主之。（6）

妊娠小便难，饮食如故，当归贝母苦参丸主之。（7）

妇人妊娠，宜常服当归散主之。（9）

妊娠养胎，白术散主之。（10）

21. 妇人产后病脉证治第二十一

问曰：新产妇人有三病，一者病痉，二者病郁冒，三者大便难，何谓也？师曰：新产血虚，多汗出，喜中风，故令病痉；亡血复汗，寒多，故令郁冒；亡津液，胃燥，故大便难。（1）

产妇郁冒，其脉微弱，不能食，大便反坚，但头汗出。所以然者，血虚而厥，厥而必冒，冒家欲解，必大汗出。以血虚下厥，孤阳上出，故头汗出。所以产妇喜汗出者，亡阴血虚，阳气独盛，故当汗出，阴阳乃复。大便坚，呕不能食，小柴胡汤主之。（2）

产后腹中疠痛，当归生姜羊肉汤主之；并治腹中寒疝，虚劳不足。（4）

产后腹痛，烦满不得卧，枳实芍药散主之。（5）

师曰：产妇腹痛，法当以枳实芍药散，假令不愈者，此为腹中有干血着脐下，宜下瘀血汤主之。亦主经水不利。

（6）

产后风，续之数十日不解，头微痛，恶寒，时时有热，心下闷，干呕，汗出。虽久，阳旦证续在耳，可与阳旦汤。（8）

产后中风，发热，面正赤，喘而头痛，竹叶汤主之。（9）

妇人乳中虚，烦乱呕逆，安中益气，竹皮大丸主之。（10）

产后下利虚极，白头翁加甘草阿胶汤主之。（11）

22. 妇人杂病脉证并治第二十二

妇人中风，七八日续来寒热，发作有时，经水适断，此为热入血室，其血必结，故使如疟状，发作有时，小柴胡汤主之。（1）

妇人伤寒发热，经水适来，昼日明了，暮则谵语，如见鬼状者，此为热入血室，治之无犯胃气及上二焦，必自愈。（2）

妇人中风，发热恶寒，经水适来，得之七八日，热除脉迟，身凉和，胸胁满，如结胸状，谵语者，此为热入血室也，当刺期门，随其实而取之。（3）

阳明病，下血谵语者，此为热入血室，但头汗出，当刺期门，随其实而泻之，濈然汗出者愈。（4）

妇人咽中如有炙脔，半夏厚朴汤主之。（5）

妇人脏躁，喜悲伤欲哭，象如神灵所作，数欠伸，甘麦大枣汤主之。（6）

问曰：妇人年五十所，病下利数十日不止，暮即发热，少腹里急，腹满，手掌烦热，唇口干燥，何也？师曰：此病属带下。何以故？曾经半产，瘀血在少腹不去，何以知之？其证唇口干燥，故知之。当以温经汤主之。（9）

妇人腹中诸疾痛，当归芍药散主之。（17）

妇人腹中痛，小建中汤主之。（18）

问曰：妇人病，饮食如故，烦热不得卧，而反倚息者，何也？师曰：此名转胞不得溺也。以胞系了戾，故致此病，但利小便则愈，宜肾气丸主之。（19）

五、温病学相关著作

（一）《温热论》

【导读】

《温热论》为清代叶天士口述，其弟子顾景文笔录而成，首载于《续选临证指南医案》。这篇文章论述了温病卫、气、营、血的发展传变规律及各阶段的治疗原则，创立了卫气营血辨证方法，标志了温病学的形成。同时文中还发展了与温病诊断密切的辨舌、验齿、辨斑疹白㾦等诊断方法，丰富了中医诊断学的内容。

【原文】

温邪上受，首先犯肺，逆传心包。肺主气属卫，心主血属营，辨营卫气血虽与伤寒同，若论治法，则与伤寒大异也。（1）

盖伤寒之邪留恋在表，然后化热入里，温邪则热变最速。未传心包，邪尚在肺。肺主气，其合皮毛，故云在表。

在表初用辛凉轻剂，夹风则加入薄荷、牛蒡之属，夹湿加芦根、滑石之流。或透风于热外，或渗湿于热下，不与热相搏，势必孤矣。（2）

不尔，风夹温热而燥生，清窍必干，谓水主之气不能上荣，两阳相劫也。湿与温合，蒸郁而蒙蔽于上，清窍为之壅塞，浊邪害清也。其病有类伤寒，其验之之法，伤寒多有变证，温热虽久，在一经不移，以此为辨。（3）

前言辛凉散风，甘淡驱湿，若病仍不解，是渐欲入营也。营分受热，则血液受劫，心神不安，夜甚无寐，或斑点隐隐，即撤去气药。如从风热陷入者，用犀角、竹叶之属；如从湿热陷入者，犀角、花露之品，参入凉血清热方中。若加烦躁、大便不通，金汁亦可加入，老年或平素有寒者，以人中黄代之。急急透斑为要。（4）

若斑出热不解者，胃津亡也，主以甘寒，重则如玉女煎，轻则如梨皮、蔗浆之类。或其人肾水素亏，虽未及下焦，先自彷徨矣，必验之于舌，如甘寒之中加入咸寒，务在先安未受邪之地，恐其陷入易易耳。（5）

若其邪始终在气分流连者，可冀其战汗透邪，法宜益胃，令邪与汗并，热达腠开，邪从汗出。解后胃气空虚，当肤冷一昼夜，待气还自温暖如常矣。盖战汗而解，邪退正虚，阳从汗泄，故渐肤冷，未必即成脱证。此时宜令病者，安舒静卧，以养阳气来复；旁人切勿惊惶，频频呼唤，扰其元神，使其烦躁。但诊其脉，若虚软和缓，虽倦卧不语，汗出肤冷，却非脱证；若脉急疾，躁扰不卧，肤冷汗出，便为气脱之证矣。更有邪盛正虚，不能一战而解，停一二日再战汗而愈者，不可不知。（6）

　　再论气病有不传血分，而邪留三焦，亦如伤寒中少阳病也。彼则和解表里之半，此则分消上下之势，随证变法，如近时杏、朴、苓等类，或如温胆汤之走泄。因其仍在气分，犹可望其战汗之门户，转疟之机括。（7）

　　大凡看法，卫之后方言气，营之后方言血。在卫汗之可也，到气才可清气，入营犹可透热转气，如犀角、玄参、羚羊角等物，入血就恐耗血动血，直须凉血散血，如生地、丹皮、阿胶、赤芍等物。否则，前后不循缓急之法，虑其动手便错，反致慌张矣。（8）

　　且吾吴湿邪害人最广。如面色白者，须要顾其阳气，湿胜则阳微也，法应清凉，然到十分之六七，即不可过于寒凉，恐成功反弃，何以故耶？湿热一去，阳亦衰微也。面色苍者，须要顾其津液，清凉到十分之六七，往往热减身寒者，不可就云虚寒，而投补剂，恐炉烟虽熄，灰中有火也。须细察精详，方少少与之，慎不可直率而往也。又有酒客里湿素盛，外邪入里，里湿为合。在阳旺之躯，胃湿恒多；在阴盛之体，脾湿亦不少。然其化热则一。热病救阴犹易，通阳最难。救阴不在血，而在津与汗；通阳不在温，而在利小便。然较之杂证，则有不同也。（9）

　　再论三焦不得从外解，必致成里结。里结于何？在阳明胃与肠也。亦须用下法，不可以气血之分，就不可下也。但伤寒邪热在里，劫烁津液，下之宜猛；此多湿邪内搏，下之宜轻。伤寒大便溏为邪已尽，不可再下；湿温病大便溏为邪未尽，必大便硬，慎不可再攻也，以粪燥为无湿矣。（10）

　　再，人之体，脘在腹上，其地位处于中，按之痛，或自痛，或痞胀，当用苦泄，以其入腹近也。必验之于舌，或黄或浊，可与小陷胸汤或泻心汤，随证治之。或白不燥，或黄白相兼，或灰白不渴，慎不可乱投苦泄。其中有外邪未解，里先结者，或邪郁未伸，或素属中冷者，虽有脘中痞闷，宜从开泄，宣通气滞，以达归于肺，如近俗之杏、蔻、橘、桔等，是轻苦微辛，具流动之品可耳。（11）

再，前云舌黄或浊，须要有地之黄。若光滑者，乃无形湿热中有虚象，大忌前法。其脐以上为大腹，或满，或胀，或痛，此必邪已入里矣，表证必无，或十只存一。亦要验之于舌，或黄甚，或如沉香色，或如灰黄色，或老黄色，或中有断纹，皆当下之，如小承气汤，用槟榔、青皮、枳实、元明粉、生首乌等。若未见此等舌，不宜用此等法，恐其中有湿聚太阴为满，或寒湿错杂为痛，或气壅为胀，又当以别法治之。（12）

再，黄苔不甚厚而滑者，热未伤津，犹可清热透表；若虽薄而干者，邪虽去而津受伤也，苦重之药当禁，宜甘寒轻剂可也。（13）

再论其热传营，舌色必绛。绛，深红色也。初传，绛色中兼黄白色，此气分之邪未尽也，泄卫透营，两和可也。纯绛鲜泽者，包络受病也，宜犀角、鲜生地、连翘、郁金、石菖蒲等。延之数日，或平素心虚有痰，外热一陷，里络就闭，非菖蒲、郁金等所能开，须用牛黄丸、至宝丹之类以开其闭，恐其昏厥为痉也。（14）

再，色绛而舌中干者，乃心胃火燔，劫烁津液，即黄连、石膏亦可加入。若烦渴烦热，舌心干，四边色红，中心或黄或白者，此非血分也，乃上焦气热烁津，急用凉

297 第二篇 经典篇 医海拾贝

膈散，散其无形之热，再看其后转变可也。慎勿用血药，以滋腻难散。至舌绛望之若干，手扪之原有津液，此津亏湿热熏蒸，将成浊痰蒙蔽心包也。（15）

再有热传营血，其人素有瘀伤宿血在胸膈中，夹热而搏，其舌色必紫而暗，扪之湿，当加入散血之品，如琥珀、丹参、桃仁、丹皮等。不尔，瘀血与热为伍，阻遏正气，遂变如狂、发狂之证。若紫而肿大者，乃酒毒冲心。若紫而干晦者，肾肝色泛也，难治。（16）

舌色绛而上有黏腻，似苔非苔者，中夹秽浊之气，急加芳香逐之。舌绛欲伸出口，而抵齿难骤伸者，痰阻舌根，有内风也。舌绛而光亮，胃阴亡也，急用甘凉濡润之品。若舌绛而干燥者，火邪劫营，凉血清火为要。舌绛而有碎点白黄者，当生疳也；大红点者，热毒乘心也，用黄连、金汁。其有虽绛而不鲜，干枯而痿者，肾阴涸也，急以阿胶、鸡子黄、地黄、天冬等救之，缓则恐涸极而无救也。（17）

其有舌独中心绛干者，此胃热心营受灼也，当于清胃方中加入清心之品，否则延及于尖，为津干火盛也。舌尖绛独干，此心火上炎，用导赤散泻其腑。（18）

再，舌苔白厚而干燥者，此胃燥气伤也，滋润药中加甘草，令甘守津还之意。舌白而薄者，外感风寒也，当疏散之。若白干薄者，肺津伤也，加麦冬、花露、芦根汁等轻清之品，为上者上之也。若白苔绛底者，湿遏热伏也，当先泄湿透热，防其就干也。勿忧之，再从里透于外，则变润矣。初病舌就干，神不昏者，急加养正透邪之药；若神已昏，此内匮矣，不可救药。（19）

又，不拘何色，舌上生芒刺者，皆是上焦热极也。当用青布拭冷薄荷水揾之，即去者轻，旋即生者险矣。（20）

舌苔不燥，自觉闷极者，属脾湿盛也。或有伤痕血迹者，必问曾经搔挖否，不可以有血而便为枯证，仍从湿治可也。再有神情清爽，舌胀大不能出口者，此脾湿胃热，郁极化风而毒延口也，用大黄磨入当用剂内，则舌胀自消矣。（21）

再，舌上白苔黏腻，吐出浊厚涎沫，口必甜味也，为脾瘅病。乃湿热气聚，与谷气相搏，土有余也，盈满则上泛，当用省头草芳香辛散以逐之则退。若舌上苔如碱者，胃中宿滞夹浊秽郁伏，当急急开泄，否则闭结中焦，不能从膜原达出矣。（22）

若舌无苔，而有如烟煤隐隐者，不渴，肢寒，知夹阴病。如口渴烦热，平时胃燥舌也，不可攻之。若燥者，甘寒益胃；若润者，甘温扶中。此何故？外露而里无也。（23）

若舌黑而滑者，水来克火，为阴证，当温之。若见短缩，此肾气竭也，为难治，欲救之，加人参、五味子，勉希万一。舌黑而干者，津枯火炽，急急泻南补北。若燥而中心厚痦者，土燥水竭，急以咸苦下之。（24）

舌淡红无色者，或干而色不荣者，当是胃津伤而气无化液也，当用炙甘草汤，不可用寒凉药。（25）

若舌白如粉而滑，四边色紫绛者，温疫病初入膜原，未归胃府，急急透解，莫待传陷而入为险恶之病。且见此舌者，病必见凶，须要小心。（26）

凡斑疹初见，须用纸撚照见胸背两胁。点大而在皮肤之上者为斑，或云头隐隐，或琐碎小粒者为疹。又宜见而不宜见多。按方书谓斑色红者属胃热，紫者热极，黑者胃烂。然亦必看外证所合，方可断之。（27）

然而春夏之间，湿病俱发疹为甚，且其色要辨。如淡红色，四肢清，口不甚渴，脉不洪数，非虚斑即阴斑。或胸微见数点，面赤足冷，或下利清谷，此阴盛格阳于上而见，当温之。（28）

若斑色紫，小点者，心包热也；点大而紫，胃中热也。黑斑而光亮者，热胜毒盛，虽属不治，若其人气血充者，或依法治之，尚可救；若黑而晦者，必死；若黑而隐隐，四旁赤色，火郁内伏，大用清凉透发，间有转红成可救者。若夹斑带疹，皆是邪之不一，各随其部而泄。然斑属血者恒多，疹属气者不少。斑疹皆是邪气外露之象，发出宜神情清爽，为外解里和之意；如斑疹出而昏者，正不胜邪，内陷为患，或胃津内涸之故。（29）

再有一种白㾦，小粒如水晶色者，此湿热伤肺，邪虽出而气液枯也，必得甘药补之。或未至久延，伤及气液，乃湿郁卫分，汗出不彻之故，当理气分之邪。或白如枯骨者多凶，为气液竭也。（30）

再温热之病，看舌之后，亦须验齿。齿为肾之余，龈为胃之络。热邪不燥胃津，必耗肾液，且二经之血皆走其地，病深动血，结瓣于上。阳血者色必紫，紫如干漆；阴血者色必黄，黄如酱瓣。阳血若见，安胃为主；阴血若见，救肾为要。然豆瓣色者多险，若证还不逆者，尚可治，否则难治矣。何以故耶？盖阴下竭，阳上厥也。（31）

齿若光燥如石者，胃热甚也。若无汗恶寒，卫偏胜也，辛凉泄卫透汗为要。若如枯骨色者，肾液枯也，为难治。若上半截润，水不上承，心火上炎也，急急清心救水，俟枯处转润为妥。（32）

若咬牙啮齿者，湿热化风，痉病。但咬牙者，胃热气走其络也。若咬牙而脉症皆衰者，胃虚无谷以内荣，亦咬牙也，何以故耶？虚则喜实也。舌本不缩而硬，而牙关咬定难开者，此非风痰阻络，即欲作痉症，用酸物擦之即开，木来泄土故也。（33）

若齿垢如灰糕样者，胃气无权，津亡，湿浊用事，多死。而初病齿缝流清血，痛者，胃火冲激也；不痛者，龙火内燔也。齿焦无垢者，死；齿焦有垢者，肾热胃劫也，当微下之，或玉女煎清胃救肾可也。（34）

再妇人病温与男子同，但多胎前产后，以及经水适来适断。大凡胎前病，古人皆以四物加减用之，谓护胎为要，恐来害妊。如热极用井底泥，蓝布浸冷，覆盖腹上等，皆是保护之意，但亦要看其邪之可解处。用血腻之药不灵，又当省察，不可认板法。然须步步保护胎元，恐损正邪陷也。（35）

至于产后之法，按方书谓慎用苦寒，恐伤其已亡之阴也。然亦要辨其邪能从上中解者，稍从证用之亦无妨也，不过勿犯下焦。且属虚体，当如虚怯人病邪而治。总之无犯实实虚虚之禁。况产后当气血沸腾之候，最多空窦，邪势必乘虚内陷，虚处受邪，为难治也。（36）

如经水适来适断，邪将陷血室，少阳伤寒言之详悉，不必多赘。但数动与正伤寒不同，仲景立小柴胡汤，提出所陷热邪，参、枣扶胃气，以冲脉隶属阳明也，此与虚者为合治。若热邪陷入，与血相结者，当宗陶氏小柴胡汤去参、枣，加生地、桃仁、楂肉、丹皮或犀角等。若本经血结自甚，必少腹满痛，轻者刺期门，重者小柴胡汤去甘药，加延胡、归尾、桃仁，夹寒加肉桂心，气滞者加香附、陈皮、枳壳等。然热陷血室之证，多有谵语如狂之象，防是阳明胃实，当辨之。血结者身体必重，非若阳明之轻旋便捷者。何以故耶？阴主重浊，络脉被阻，侧旁气痹，连胸背皆拘束不遂，故祛邪通络，正合其病。往往延久，上逆心包，胸中痛，即陶氏所谓血结胸也。王海藏出一桂枝红花汤加海蛤、桃仁，原为表里上下一齐尽解之理，看此方大有巧手，故录出以备学者之用。（37）

（二）《温热病篇》

【导读】

《湿热病篇》是论述湿热病的专著，为清代医家薛雪所著。书中论述了湿热病的病因病机、辨证论治，是湿热病辨证论治的代表性文献。

【原文】

湿热证，始恶寒，后但热不寒，汗出胸痞，舌白，口渴不引饮。（1）

湿热证，恶寒无汗，身重头痛，湿在表分。宜藿香、香薷、羌活、苍术皮、薄荷、牛蒡子等味。头不痛者，去羌活。（2）

湿热证，恶寒发热，身重，关节疼痛，湿在肌肉，不为汗解。宜滑石、大豆黄卷、茯苓皮、苍术皮、藿香叶、鲜荷叶、白通草、桔梗等味。不恶寒者，去苍术皮。（3）

湿热证，三四日即口噤，四肢牵引拘急，甚则角弓反张，此湿热侵入经络脉隧中。宜鲜地龙、秦艽、威灵仙、滑石、苍耳子、丝瓜藤、海风藤、酒炒黄连等味。（4）

湿热证，壮热口渴，舌黄或焦红，发痉，神昏谵语或笑，邪灼心包，营血已耗。宜犀角、羚羊角、连翘、生地、玄参、钩藤、银花露、鲜菖蒲、至宝丹等味。（5）

湿热证，壮热烦渴，舌焦红或缩，斑疹，胸痞，自利，神昏痉厥，热邪充斥表里三焦。宜大剂犀角、羚羊角、生地、元参、银花露、紫草、方诸水、金汁、鲜菖蒲等味。（7）

湿热证，寒热如疟，湿热阻遏膜原，宜柴胡、厚朴、槟榔、草果、藿香、苍术、半夏、干菖蒲、六一散等味。（8）

湿热证，数日后脘中微闷，知饥不食，湿邪蒙扰三焦。宜藿香叶、薄荷叶、鲜荷叶、枇杷叶、佩兰叶、芦尖、冬瓜仁等味。（9）

湿热证，初起发热，汗出胸痞，口渴舌白，湿伏中焦。宜藿梗、蔻仁、杏仁、枳壳、桔梗、郁金、苍术、厚朴、草果、半夏、干菖蒲、佩兰叶、六一散等味。（10）

湿热证，数日后自利，溺赤，口渴，湿流下焦。宜滑石、猪苓、茯苓、泽泻、萆薢、通草等味。（11）

湿热证，舌遍体白，口渴，湿滞阳明。宜用辛开，如厚朴、草果、半夏、干菖蒲等味。（12）

湿热证，舌根白，舌尖红，湿渐化热，余湿犹滞。宜辛泄佐清热，如蔻仁、半夏、干菖蒲、大豆黄卷、连翘、绿豆衣、六一散等味。（13）

湿热证，初起即胸闷不知人，瞀乱大叫痛，湿热阻闭中上二焦。宜草果、槟榔、鲜菖蒲、芫荽、六一散各重用，或加皂角，地浆水煎。（14）

湿热证，咳嗽昼夜不安，甚至喘不得眠者，暑邪入于肺络，宜葶苈、枇杷叶、六一散等味。（18）

湿热证，胸痞发热，肌肉微疼，始终无汗者，腠理暑邪内闭。宜六一散一两，薄荷叶三、四分，泡汤调下即汗解。（21）

湿热证，四五日，忽大汗出，手足冷，脉细如丝或绝，口渴，茎痛，而起坐自如，神清语亮。乃汗出过多，卫外之阳暂亡，湿热之邪仍结，一时表里不通，脉故伏，非真阳外脱也，宜五苓散去术加滑石、酒炒川连、生地、芪皮等味。（29）

湿热证，初起壮热口渴，脘闷懊侬，眼欲闭，时谵语，浊邪蒙闭上焦。宜涌泄，用枳壳、桔梗、淡豆豉、生山栀，无汗者加葛根。（31）

湿热证，经水适来，壮热口渴，谵语神昏，胸腹痛，或舌无苔，脉滑数，邪陷营分。宜大剂犀角、紫草、茜根、贯众、连翘、鲜菖蒲、银花露等味。（32）

湿热证，上下失血，或汗血，毒邪深入营分，走窜欲泄。宜大剂犀角、生地、赤芍、丹皮、连翘、紫草、茜根、银花等味。（33）

湿热证，壮热口渴，自汗，身重，胸痞，脉洪大而长者，此太阴之湿与阳明之热相合，宜白虎加苍术汤。（37）

（三）《温病条辨》

【导读】

《温病条辨》是清代医家吴瑭所著，本书在《黄帝内经》和叶天士学术思想的基础上，结合吴氏自己的临床经验和心得体会写成。书中以三焦为纲，倡导三焦辨证，又将卫气营血辨证、六经辨证融汇其中，形成了完善的温病学诊疗体系。

【原文】

温病者，有风温、有温热、有温疫、有温毒、有暑温、有湿温、有秋燥、有冬温、有温疟。（上焦篇1）

凡病温者，始于上焦，在手太阴。（上焦篇2）

太阴之为病，脉不缓不紧而动数，或两寸独大，尺肤热，头痛，微恶风寒，身热自汗，口渴，或不渴而咳，午后热甚者，名曰温病。（上焦篇3）

太阴风温、温热、温疫、冬温，初起恶风寒者，桂枝汤主之。但热不恶寒而渴者，辛凉平剂银翘散主之。温毒、暑温、湿温、温疟，不在此例。（上焦篇4）

太阴风温，但咳，身不甚热，微渴者，辛凉轻剂桑菊饮主之。（上焦篇6）

太阴温病，脉浮洪，舌黄，渴甚，大汗，面赤，恶热者，辛凉重剂白虎汤主之。（上焦篇7）

白虎本为达热出表，若其人脉浮弦而细者，不可与也；脉沉者，不可与也；不渴者，不可与也；汗不出者，不可与也。常须识此，勿令误也。（上焦篇9）

太阴温病，气血两燔者，玉女煎去牛膝加元参主之。（上焦篇10）

太阴温病，血从上溢者，犀角地黄汤合银翘散主之。其中焦病者，以中焦法治之。若吐粉红血水者，死不治；血从上溢，脉七、八至以上，面反黑者，死不治；可用清络育阴法。（上焦篇11）

太阴温病，寸脉大，舌绛而干，法当渴，今反不渴者，热在营中也，清营汤去黄连主之。（上焦篇15）

太阴温病，不可发汗，发汗而汗不出者，必发斑疹；汗出过多者，必神昏谵语。发斑者，化斑汤主之；发疹者，银翘散去豆豉，加细生地、丹皮、大青叶，倍元参主之。禁升麻、柴胡、当归、防风、羌活、白芷、葛根、三春柳。神昏谵语者，清宫汤主之，牛黄丸、紫雪丹、局方至宝丹亦主之。（上焦篇16）

邪入心包，舌謇肢厥，牛黄丸主之，紫雪丹亦主之。（上焦篇17）

手太阴暑温，如上条证，但汗不出者，新加香薷饮主之。（上焦篇24）

手太阴暑温，或已经发汗，或未发汗，而汗不止，烦渴而喘，脉洪大有力者，白虎汤主之；脉洪大而芤者，白虎加人参汤主之；身重者，湿也，白虎加苍术汤主之；汗多脉散大，喘喝欲脱者，生脉散主之。（上焦篇26）

脉虚，夜寐不安，烦渴，舌赤，时有谵语，目常开不闭，或喜闭不开，暑入手厥阴也。手厥阴暑温，清营汤主之。舌白滑者，不可与也。（上焦篇30）

小儿暑温，身热，卒然痉厥，名曰暑痫，清营汤主之，亦可少与紫雪丹。（上焦篇33）

大人暑痫，亦同上法。热初入营，肝风内动，手足瘛

痉，可于清营汤中加钩藤、丹皮、羚羊角。（上焦篇34）

长夏受暑，过夏而发者，名曰伏暑。霜未降而发者少轻，霜既降而发者则重，冬日发者尤重，子、午、丑、未之年为多也。（上焦篇36）

太阴伏暑，舌白，口渴，无汗者，银翘散去牛蒡、元参加杏仁、滑石主之。（上焦篇38）

太阴伏暑，舌赤，口渴，无汗者，银翘散加生地、丹皮、赤芍、麦冬主之。（上焦篇39）

伏暑、暑温、湿温，证本一源，前后互参，不可偏执。（上焦篇42）

头痛恶寒，身重疼痛，舌白不渴，脉弦细而濡，面色淡黄，胸闷不饥，午后身热，状若阴虚，病难速已，名曰湿温。汗之则神昏耳聋，甚则目瞑不欲言；下之则洞泄；润之则病深不解。长夏深秋冬日同法，三仁汤主之。（上焦篇43）

太阴湿温，气分痹郁而哕者（俗名为呃），宣痹汤主之。（上焦篇46）

秋感燥气，右脉数大，伤手太阴气分者，桑杏汤主之。（上焦篇54）

燥伤肺胃阴分，或热或咳者，沙参麦冬汤主之。（上焦篇56）

燥气化火，清窍不利者，翘荷汤主之。（上焦篇57）

面目俱赤，语声重浊，呼吸俱粗，大便闭，小便涩，舌苔老黄，甚则黑有芒刺，但恶热，不恶寒，日晡益甚者，传至中焦，阳明温病也。脉浮洪躁甚者，白虎汤主之；脉沉数有力，甚则脉体反小而实者，大承气汤主之。暑温、

湿温、温疟，不在此例。（中焦篇1）

阳明温病，诸证悉有而微，脉不浮者，小承气汤微和之。（中焦篇3）

阳明温病，无上焦证，数日不大便，当下之。若其人阴素虚，不可行承气者，增液汤主之。服增液汤已，周十二时观之，若大便不下者，合调胃承气汤微和之。（中焦篇11）

阳明温病，下后汗出，当复其阴，益胃汤主之。（中焦篇12）

下后数日，热不退，或退不尽，口燥咽干，舌苔干黑，或金黄色，脉沉而有力者，护胃承气汤微和之；脉沉而弱者，增液汤主之。（中焦篇15）

阳明温病，下后二三日，下证复现，脉不甚沉，或沉而无力，止可与增液，不可与承气。（中焦篇16）

阳明温病，下之不通，其证有五：应下失下，正虚不能运药，不运药者死，新加黄龙汤主之。喘促不宁，痰涎壅滞，右寸实大，肺气不降者，宣白承气汤主之。左尺牢坚，小便赤痛，时烦渴甚，导赤承气汤主之。邪闭心包，神昏舌短，内窍不通，饮不解渴者，牛黄承气汤主之。津液不足，无水舟停者，间服增液，再不下者，增液承气汤主之。（中焦篇17）

阳明温病，干呕，口苦而渴，尚未可下者，黄连黄芩汤主之。不渴而舌滑者属湿温。（中焦篇19）

阳明温病，舌黄燥，肉色绛，不渴者，邪在血分，清营汤主之。若滑者，不可与也，当于湿温中求之。（中焦篇20）

阳明斑者，化斑汤主之。（中焦篇 21）

阳明温病，下后疹续出者，银翘散去豆豉，加细生地、大青叶、元参、丹皮汤主之。（中焦篇 22）

斑疹，用升提则衄，或厥，或呛咳，或昏痉，用壅补则螯乱。（中焦篇 23）

斑疹阳明证悉具，外出不快，内壅特甚者，调胃承气汤微和之，得通则已，不可令大泄，大泄则内陷。（中焦篇 24）

阳明温病，无汗，或但头汗出，身无汗，渴欲饮水，腹满，舌燥黄，小便不利者，必发黄，茵陈蒿汤主之。（中焦篇 28）

阳明温病，无汗，实证未剧，不可下，小便不利者，甘苦合化，冬地三黄汤主之。（中焦篇 29）

温病小便不利者，淡渗不可与也，忌五苓、八正辈。（中焦篇 30）

温病燥热，欲解燥者，先滋其干，不可纯用苦寒也，服之反燥甚。（中焦篇 31）

风温、温热、温疫、温毒、冬温之在中焦，阳明病居多。湿温之在中焦，太阴病居多。暑温则各半也。（中焦篇 37）

暑温蔓延三焦，舌滑微黄，邪在气分者，三石汤主之。邪气久留，舌绛苔少，热搏血分者，加味清宫汤主之。神识不清，热闭内窍者，先与紫雪丹，再与清宫汤。（中焦篇 41）

暑温、伏暑，三焦均受，舌灰白，胸痞闷，潮热，呕恶，烦渴，自利，汗出，溺短者，杏仁滑石汤主之。（中焦

篇42）

吸受秽湿，三焦分布，热蒸头胀，身痛呕逆，小便不通，神识昏迷，舌白，渴不多饮，先宜芳香通神利窍，安宫牛黄丸；继用淡渗分消浊湿，茯苓皮汤。（中焦篇56）

三焦湿郁，升降失司，脘连腹胀，大便不爽，一加减正气散主之。（中焦篇58）

湿郁三焦，脘闷，便溏，身痛，舌白，脉象模糊，二加减正气散主之。（中焦篇59）

秽湿着里，舌黄脘闷，气机不宣，久则酿热，三加减正气散主之。（中焦篇60）

秽湿着里，邪阻气分，舌白滑，脉右缓，四加减正气散主之。（中焦篇61）

秽湿着里，脘闷便泄，五加减正气散主之。（中焦篇62）

脉缓身痛，舌淡黄而滑，渴不多饮，或竟不渴，汗出热解，继而复热，内不能运水谷之湿，外复感时令之湿，发表攻里，两不可施，误认伤寒，必转坏证。徒清热则湿不退，徒祛湿则热愈炽，黄芩滑石汤主之。（中焦篇63）

湿聚热蒸，蕴于经络，寒战热炽，骨骱烦疼，舌色灰滞，面目痿黄，病名湿痹，宣痹汤主之。（中焦篇65条）

湿郁经脉，身热身痛，汗多自利，胸腹白疹，内外合邪。纯辛走表，纯苦清热，皆在所忌，辛凉淡法，薏苡竹叶散主之。（中焦篇66）

风温、温热、温疫、温毒、冬温，邪在阳明久羁，或已下，或未下，身热面赤，口干舌燥，甚则齿黑唇裂，脉沉实者，仍可下之。脉虚大，手足心热甚于手足背者，加

减复脉汤主之。（下焦篇 1）

下焦温病，但大便溏者，即与一甲复脉汤。（下焦篇 10）

少阴温病，真阴欲竭，壮火复炽，心中烦，不得卧者，黄连阿胶汤主之。（下焦篇 11）

夜热早凉，热退无汗，热自阴来者，青蒿鳖甲汤主之。（下焦篇 12）

热邪深入下焦，脉沉数，舌干齿黑，手指但觉蠕动，急防痉厥，二甲复脉汤主之。（下焦篇 13）

下焦温病，热深厥甚，脉细促，心中憺憺大动，甚则心中痛者，三甲复脉汤主之。（下焦篇 14）

热邪久羁，吸烁真阴，或因误表，或因妄攻，神倦瘛疭，脉气虚弱，舌绛苔少，时时欲脱者，大定风珠主之。（下焦篇 16）

壮火尚盛者，不得用定风珠、复脉。邪少虚多者，不得用黄连阿胶汤。阴虚欲痉者，不得用青蒿鳖甲汤。（下焦篇 17）

痉厥神昏，舌短，烦躁，手少阴证未罢者，先与牛黄、紫雪辈，开窍搜邪，再与复脉汤存阴，三甲潜阳。临证细参，勿致倒乱。（下焦篇 18）

时欲漱口不欲咽，大便黑而易者，有瘀血也，犀角地黄汤主之。（下焦篇 20）

少腹坚满，小便自利，夜热昼凉，大便闭，脉沉实者，蓄血也，桃仁承气汤主之，甚则抵当汤。（下焦篇 21）

暑邪深入少阴消渴者，连梅汤主之。入厥阴麻痹者，连梅汤主之。心热，烦躁神迷甚者，先与紫雪丹，再与连

梅汤。(下焦篇 36)

治外感如将(兵贵神速,机圆法活,去邪务尽,善后务细。盖早平一日,则人少受一日之害),治内伤如相(坐镇从容,神机默运,无功可言,无德可见,而人登寿域)。治上焦如羽(非轻不举),治中焦如衡(非平不安),治下焦如权(非重不沉)。(杂说·治病法论)

(四)其他温病学著作

【导读】

温病学的形成与发展,是明清时期许多温病学家不懈努力的成果,除了经常提到的叶天士、薛雪、吴瑭、王孟英这温病四大家以外,还有张凤逵、吴又可、喻嘉言、周扬俊、杨栗山、余师愚、陈平伯、雷丰、俞根初、柳宝诒等众多医家,对他们的著作都有研读的必要,此处仅选录了部分内容,更多的内容需要读者在掌握温病学重点著作的基础上进行深入研究。

【原文】

至论大者为斑,小者为疹。赤者胃热极,五死一生。紫黑者胃烂,九死一生。余断生死,则又不在斑之大小紫黑,总以其形之松浮紧束为凭耳!(《余师愚疫病篇》)

邪从口鼻而入,则其所客,内不在脏腑,外不在经络,舍于伏膂之内,去表不远,附近于胃,乃表里之分界,是为半表半里,即《针经》所谓横连膜原是也。(《温疫论》)

春温一证,由冬令收藏未固,昔人以冬寒内伏,藏于少阴,入春发于少阳,以春木内应肝胆也。寒邪深伏,已经化热,昔贤以黄芩汤为主方,苦寒直清里热,热伏于阴,苦味坚阴，乃正治也。知温邪忌散，不与暴感门同法。若因外邪先受，引动在里伏热，必先辛凉以解新邪，继进苦寒以清里热，况热乃无形之气，时医多用消滞，攻治有形，胃汁先涸，阴液劫尽者多矣。（《叶香岩三时伏气外感篇》）

风温者，春月受风，其气已温，《经》谓春病在头，治在上焦。肺位最高，邪必先伤，此手太阴气分先病，失治则入手厥阴心包络，血分亦伤。盖足经顺传，如太阳传阳明，人皆知之；肺病失治，逆传心包络，人多不知者。俗医见身热咳喘，不知肺病在上之旨，妄投荆、防、柴、葛，加入枳、朴、杏、苏、菔子、查、麦、橘皮之属，辄云解肌消食；有见痰喘，便用大黄礞石滚痰丸，大便数行，上热愈结。幼稚谷少胃薄，表里苦辛化燥，胃汁已伤，复用大黄大苦沉降丸药，致脾胃阳和伤极，陡变惊痫，莫救者多矣。（《叶香岩三时伏气外感篇》）

夏为热病，然夏至以前，时令未为大热，《经》以先夏至病温，后夏至病暑。温邪前已申明，暑热一证，医者易眩。夏暑发自阳明，古人以白虎汤为主方。后贤刘河间创议迥出诸家，谓温热时邪，当分三焦，投药以苦辛寒为主，若拘六经分证，仍是伤寒治法，致误多矣。盖伤寒外受之寒，必先从汗解，辛温散邪是矣。口鼻吸入之寒，即为中寒阴病，治当温里，分三阴见证施治。若夫暑病，专方甚少，皆因前人略于暑，详于寒耳。考古如《金匮》暑暍痉之因，而洁古以动静为中暑中热，各具至理，兹不概述。论幼科病暑热，夹杂别病有诸，而时下不外发散消导，加入香薷一味，或六一散一服。考本草香薷辛温发汗，能泄宿水，夏热气闭无汗，渴饮停水，香薷必佐杏仁，以杏仁苦降泄气，大顺散取义若此。长夏湿令，暑必兼湿，暑伤气分，湿亦伤气，汗则耗气伤阳，胃汁大受劫烁，变病由此甚多，发泄司令，里真自虚。张凤逵云："暑病首用辛凉，继用甘寒，再用酸泄酸敛，不必用下。"可称要言不烦矣。(《叶香岩三时伏气外感篇》)

夏令受热，昏迷若惊，此为暑厥，即热气闭塞孔窍所致，其邪入络，与中络同法，牛黄丸、至宝丹芳香利窍可效。神苏以后，用清凉血分，如连翘心、竹叶心、玄参、细生地、鲜生地、二冬之属。此证初起，大忌风药，初病暑热伤气，竹叶石膏汤或清肺轻剂。大凡热深厥深，四肢逆冷，但看面垢齿燥，二便不通，或泻不爽为是，大忌误认伤寒也。(《叶香岩三时伏气外感篇》)

秋深初凉，稚年发热咳嗽，证似春月风温证，但温乃渐热之称，凉即渐冷之意。春月之病，犹是冬令固密之余，秋令感伤，恰值暑月发泄之后，其体质之虚实不同。但温自上受，燥自上伤，理亦相等，均是肺气受病。世人误认暴感风寒，混投三阳发散，津劫燥甚，喘急告危。若果暴凉外束，身热痰嗽，只宜葱豉汤，或苏梗、前胡、杏仁、枳、桔之属，仅一二剂亦可。更有粗工，亦知热病，与泻白散加芩连之属，不知愈苦助燥，必增他变。当以辛凉苦润之方，气燥自平而愈，慎勿用苦燥劫烁胃汁。(《叶香岩三时伏气外感篇》)

风温为病，春月与冬季居多，或恶风，或不恶风，必身热，咳嗽，烦渴，此风温证之提纲也。(《陈平伯外感温病篇》)

风温证，身热畏风，头痛咳嗽，口渴，脉浮数，舌苔

白者，邪在表也。当用薄荷、前胡、杏仁、桔梗、桑叶、川贝之属，凉解表邪。(《陈平伯外感温病篇》)

风温证，身热咳嗽，自汗口渴，烦闷脉数，舌苔微黄者，热在肺胃也。当用川贝、牛蒡、桑皮、连翘、橘皮、竹叶之属，凉泄里热。(《陈平伯外感温病篇》)

风温证，身灼热，口大渴，咳嗽烦闷，谵语如梦语，脉弦数，干呕者，此热灼肺胃，风火内旋，当用羚羊角、川贝、连翘、麦冬、石斛、青蒿、知母、花粉之属，以泄热和阴。(《陈平伯外感温病篇》)

风温证，身热咳嗽，口渴下利，苔黄谵语，胸痞，脉数，此温邪由肺胃下注大肠，当用黄芩、桔梗、煨葛、豆卷、甘草、橘皮之属，以升泄温邪。(《陈平伯外感温病篇》)

风温证，热久不愈，咳嗽唇肿，口渴胸闷，不知饥，身发白疹如寒粟状，自汗，脉数者，此风邪夹太阴脾湿，发为风疹，用牛蒡、荆芥、防风、连翘、橘皮、甘草之属凉解之。(《陈平伯外感温病篇》)

风温证，身热咳嗽，口渴胸痞，头目胀大，面发泡疮者，风毒上壅阳络，当用荆芥、薄荷、连翘、玄参、牛蒡、马勃、青黛、银花之属，以清热散邪。(《陈平伯外感温病篇》)

风温证，身大热，口大渴，目赤唇肿，气粗烦躁，舌绛，齿板，痰咳，甚至神昏谵语，下利黄水者，风温热毒，深入阳明营分，最为危候，用犀角、连翘、葛根、玄参、赤芍、丹皮、麦冬、紫草、川贝、人中黄解毒提斑，间有生者。(《陈平伯外感温病篇》)

风温毒邪，始得之，便身热口渴，目赤咽痛，卧起不安，手足厥冷，泄泻，脉伏者，热毒内壅，络气阻遏，当用升麻、黄芩、犀角、银花、甘草、豆卷之属升散热毒。(《陈平伯外感温病篇》)

风温证，身热自汗，面赤神迷，身重难转侧，多眠睡，鼻鼾，语难出，脉数者，温邪内逼阳明，精液劫夺，神机不运，用石膏、知母、麦冬、半夏、竹叶、甘草之属泄热救津。(《陈平伯外感温病篇》)

风温证，身热痰咳，口渴神迷，手足瘛疭，状若惊痫，脉弦数者，此热劫津液，金囚木旺，当用羚角、川贝、青蒿、连翘、知母、麦冬、钩藤之属，以息风清热。(《陈平伯外感温病篇》)

风温证，热渴烦闷，昏愦不知人，不语如尸厥，脉数者，此热邪内蕴，走窜心包络，当用犀角、连翘、焦远志、鲜石菖蒲、麦冬、川贝、牛黄、至宝之属，泄热通络。(《陈平伯外感温病篇》)

霉湿之为病，在乎五月也。芒种之后，逢丙入霉，霉与梅通，其时梅熟黄落，乍雨乍晴，天之日下逼，地之湿上蒸，万物感其气则霉，人感其气则病。以其气从口鼻而入，即犯上中二焦，以致胸痞腹闷，身热有汗，时欲恶心，右脉极钝之象，舌苔白滑。以上皆霉湿之浊气，壅遏上中气分之证，非香燥之剂，不能破也，拟以芳香化浊法，俾其气机开畅，则上中之邪，不散而自解也。(雷丰《时病论》)

(湿温)是病之脉，脉无定体，或洪或缓，或伏或细，故难以一定之脉，印定眼目也。其证始恶寒，后但热不寒，汗出胸痞，舌苔白，或黄，口渴不引饮。宜用清宣温化法去连翘，加厚朴、豆卷治之。倘头痛无汗，恶寒身重，有邪在表，宜用宣疏表湿法，加葛、羌、神曲治之。倘口渴自利，是湿流下焦，宜本法内去半夏，加生米仁、泽泻治之。倘有胫冷腹满，是湿邪抑遏阳气，宜用宣阳透伏法去草果、蜀漆，加陈皮、腹皮治之。如果寒热似疟，舌苔白滑，是为邪遏膜原，宜用宣透膜原法治之。（雷丰《时病论》）

六、儿科学相关著作

（一）《小儿药证直诀》

【导读】

《小儿药证直诀》是我国现存最早的儿科专著。一书分三卷，卷上为脉证治法，卷中为钱乙医案，卷下为药方。钱乙擅变通古法，化裁古方，并自创许多新方。尤重望诊，提出"面上证""目内证"；创立五脏辨证，创制五脏补泻方剂；提出小儿"五脏六腑，成而未全，全而未壮"的生理特点与"脏腑柔弱，易虚易实，易寒易热"的病理特点；重视脾胃调护；所用制剂以丸、散、膏成药为主，方便服药。《四库全书总目提要》赞其"小儿经方，千古罕见，自乙始为专门，而其书亦为儿科之鼻祖。"

【原文】

1. 小儿脉法

脉乱，不治，气不和，弦急，伤食，沉缓，虚惊，促急，风浮，冷，沉细。

2. 变蒸

小儿在母腹中，乃生骨气，五脏六腑，成而未全。自生之后，即长骨脉，五脏六腑之神智也。变者，易也。又生变蒸者，自内而长，自下而上，又身热，故以生之日后，三十二日一变。变每毕，即情性有异于前。何者？长生腑脏智意故也。何谓三十二日长骨添精神？人有三百六十五骨，除手足中四十五碎骨外，有三百二十数。自生下，骨一日十段而上之，十日百段。三十二日计三百二十段，为一遍。亦曰一蒸。骨之余气，自脑分入龈中，作三十二齿。而齿牙有不及三十二数者，由变不足其常也。或二十八日即至，长二十八齿，以下仿此，但不过三十二之数也。

凡一周遍，乃发虚热，诸病如是。十周则小蒸毕也。计三百二十日生骨气，乃全而未壮也。故初三十二日一变，生肾生志。六十四日再变生膀胱。其发耳与尻冷。肾与膀胱俱主于水，水数一，故先变。生之九十六日三变，生心喜，一百二十八日四变，生小肠。其发汗出而微惊。心为火，火数二。一百六十日五变生肝哭，一百九十二日六变生胆。其发目不开而赤。肝主木，木数三。二百二十四日七变生肺声，二百五十六日八变生大肠。其发肤热而汗或不汗。肺属金，金数四。二百八十八日九变生脾智，三百二十日十变生胃。其发不食，肠痛而吐乳。脾与胃皆属土，土数五，故第五次之蒸变应之，变蒸至此始全矣。此后乃齿生，能言知喜怒，故云始全也。

太仓云：气入四肢，长碎骨于十变。后六十四日长其经脉，手足受血，故手能持物，足能行立也。经云：变且蒸，谓蒸毕而足一岁之日也。师曰：不汗而热者，发其汗，大吐者，微下，不可余治。是以小儿须变蒸。蜕齿者，如花之易苗。所谓不及三十二齿，由变之不及。齿当与变日相合也，年壮而视齿方明。

3. 五脏所主

心主惊。实则叫哭发热，饮水而摇，虚则卧而悸动不安。

肝主风。实则目直，大叫，呵欠项急，顿闷，虚则咬牙，多欠气。热则外生气，气温内生气。脾主困。实则困睡身热，饮水，虚则吐泻，生风。肺主喘。实则闷乱喘促，有饮水者，有不饮水者，虚则哽气，长出气。肾主虚，无实也。惟疮疹，肾实则变黑陷。更当别虚实证。假如肺病又见肝证，咬牙多呵欠者，易治，肝虚不能胜肺故也。若目直，大叫哭，项急，顿闷者，难治。盖肺久病则虚冷，肝强实而反胜肺也。视病之新久虚实，虚则补母，实则泻子。

4. 五脏病

肝病，哭叫，目直，呵欠，顿闷，项急。

心病，多叫哭，惊悸，手足动摇，发热饮水。

脾病，困睡，泄泻，不思饮食。

肺病，闷乱哽气，长出气，气短喘息。

肾病，无精光，畏明，体骨重。

肝外感生风

呵欠，顿闷，口中气热。当发散，大青膏主之。若能食，饮水不止，当大黄丸微下之。余不可下。

肝热

手寻衣领及乱捻物，泻青丸主之。壮热饮水，喘闷，泻白散主之。

肺热

手掐眉目鼻面，甘桔汤主之。

肺盛复有风冷

胸满短气，气急喘嗽上气，当先散肺，后发散风冷。散肺，泻白散、大青膏主之。肺不伤寒则不胸满。

肺虚热

唇深红色，治之散肺。虚热，少服泻白散。

肺脏怯

唇白色，当补肺，阿胶散主之。若闷乱气粗，喘促哽气者，难治，肺虚损故也。

脾肺病久，则虚而唇白。脾者，肺之母也，母子皆虚，不能相营，故名曰怯肺。主唇白，白而泽者吉，白如枯骨者死。

心热

视其睡，口中气温，或合面睡，及上窜咬牙，皆心热也，导赤散主之。

心气热则心胸亦热，欲言不能而有就冷之意，故合面卧。

心实

心气实则气上下行涩，合卧则气不得通，故喜仰卧，则气得上下通也，泻心汤主之。

肾虚

儿本虚怯，由胎气不成，则神不足。目中白睛多，其颅即解（囟开也）。面色㿠白。此皆难养，纵长不过八八之数。若恣色欲多，不及四旬而亡。或有因病而致肾虚者，非也。又肾气不足，则下窜，盖骨重惟欲坠于下而缩身也。肾水阴也，肾虚则畏明，皆宜补肾，地黄丸主之。

5. 面上证

左腮为肝，右腮为肺，额上为心，鼻为脾，颏为肾。赤者热也，随证治之。

6. 目内证

赤者心热，导赤散主之。淡红者，心虚热，生犀散主之。青者肝热，泻青丸主之。浅淡者补之。黄者脾热，泻黄散主之。无精光者，肾虚，地黄丸主之。

肝病胜肺

肝病秋见（一作日晡），肝强胜肺，肺怯不能胜肝，当补脾肺治肝。益脾者，母令子实故也。补脾，益黄散；治肝，泻青丸主之。

肺病胜肝

肺病春见（一作早晨），肺胜肝，当补肾肝治肺脏。肝怯者，受病也。补肝肾，地黄丸；治肺，泻白散主之。

肝有风

目连扎不搐，得心热则搐。治肝，泻青丸；治心，导赤散主之。

肝有热

目直视不搐，得心热则搐。治肝，泻青丸；治心，导赤散主之。

肝有风甚

身反折强直不搐，心不受热也，当补肾治肝。补肾，地黄丸；治肝，泻青丸主之。

凡病或新或久，皆引肝风，风动而止于头目，目属肝，风入于目，上下左右如风吹，不轻不重，儿不能任，故目连扎也。若热入于目，牵其筋脉，两眦俱紧，不能转视，故目直也。若得心热则搐，以其子母俱有实热，风火相搏故也。治肝，泻青丸；治心，导赤散主之。

7. 发搐

惊痫发搐

男发搐，目左视无声，右视有声；女发搐，目右视无声，左视有声。相胜故也，更有发时证。

早晨发搐

因潮热，寅、卯、辰时身体壮热，目上视，手足动摇，口内生热涎，项颈急，此肝旺，当补肾治肝也。补肾，地黄丸，治肝，泻青丸主之。

日午发搐

因潮热，巳、午、未时发搐，心神惊悸，目上视，白睛赤色，牙关紧，口内涎，手足动摇，此心旺也，当补肝治心。治心，导赤散、凉惊丸，补肝，地黄丸主之。

日晚发搐

因潮热，申、酉、戌时不甚搐而喘，目微斜视，身体似热，睡露睛，手足冷，大便淡黄水，是肺旺，当补脾治心肝。补脾，益黄散，治肝，泻青丸，治心，导赤散主之。

夜间发搐

因潮热，亥、子、丑时不甚搐而卧不稳，身体温壮，目睛紧斜视，喉中有痰，大便银褐色，乳食不消，多睡，不纳津液，当补脾治心。补脾，益黄散，治心，导赤散、凉惊丸主之。

伤风后发搐

伤风后得之，口中气出热，呵欠，顿闷，手足动摇，当发散，大青膏主之。小儿生本怯者，多此病也。

伤食后发搐

伤食后得之，身体温，多唾多睡，或吐不思食而发搐，当先定搐，搐退，白饼子下之，后服安神丸。

百日内发搐

真者不过三二次必死。假者发频不为重。真者内生惊痫，假者外伤风冷。盖血气未实，不能胜任乃发搐也。欲知假者，口中气出热也。治之可发散，大青膏主之，及用涂囟浴体法。

8. 惊

急惊

因闻大声或大惊而发搐，发过则如故，此无阴也。当下，利惊丸主之。

小儿急惊者，本因热生于心。身热面赤引饮，口中气热，大小便黄赤，剧则搐也。盖热盛则风生，风属肝，此阳盛阴虚也。故利惊丸主之，以除其痰热。不可与巴豆及温药大下之，恐搐，虚热不消也。小儿热痰客于心胃，因闻声非常，则动而惊搐矣。若热极，虽不因闻声及惊，亦自发搐。

慢惊

因病后，或吐泻脾胃虚损，遍身冷，口鼻气出亦冷，手足时瘛疭，昏睡，睡露睛。此无阳也，栝蒌汤主之。

凡急慢惊，阴阳异证，切宜辨而治之。急惊合凉泻，慢惊合温补。世间俗方，多不分别，误小儿甚多。又小儿伤于风冷，病吐泻，医谓脾虚，以温补之；不已，复以凉药治之；又不已，谓之本伤风，医乱攻之。因脾气即虚，内不能散，外不能解。至十余日，其证多睡露睛，身温，风在脾胃，故大便不聚而为泻。当去脾间风，风退则利止，宣风散主之，后用使君子丸补其胃。亦有诸吐利久不瘥者，脾虚生风而成慢惊。

9. 五痫

凡治五痫，皆随脏治之。每脏各有一兽并，五色丸治其病也。

犬痫：反折，上窜，犬叫，肝也。羊痫：目瞪，吐舌，羊叫，心也。牛痫：目直视，腹满，牛叫，脾也。鸡痫：惊跳，反折，手纵，鸡叫，肺也。猪痫：如尸，吐沫，猪叫，肾也。五痫重者死，病后甚者亦死。

10. 疮疹候

面燥腮赤，目胞亦赤，呵欠顿闷，乍凉乍热，咳嗽嚏喷，手足梢冷，夜卧惊悸多睡，并疮疹证，此天行之病也。惟用温凉药治之，不可妄下及妄攻发、受风冷。

五脏各有一证：肝脏水疱，肺脏脓疱，心脏斑，脾脏疹，归肾变黑。

惟斑疹病后，或发痫，余疮难发，痫矣。木胜脾，木归心故也。若凉惊，用凉惊丸；温惊，用粉红丸。

小儿在胎十月，食五脏血秽，生下则其毒当出。故疮疹之状。皆五脏之液。肝主泪，肺主涕，心主血，脾为裹血。其疮出有五名：肝为水疱，以泪出如水，其色青小。肺为脓疱，如涕稠浊，色白而大。心为斑，主心血，色赤而小，次于水疱。脾为疹，小次斑疱，其主裹血，故赤色黄浅也。涕泪出多，故脓疱、水疱皆大；血营于内，所出不多，故斑疹皆小也。病疱者，涕泪俱少，譬胞中容水，水去则瘦故也。

始发潮热三日以上，热运入皮肤，即发疮疹，而不甚多者，热留肤腠之间故也。潮热随脏出，如早食潮热不已，为水疱之类也。

疮疹始发之时，五脏证见，惟肾无候，但见平证耳，尻凉、耳凉是也。尻、耳俱属于肾，其居北方，主冷也。若疮黑陷，而耳、尻反热者，为逆也。若用百祥丸、牛李膏各三服不愈者，死病也。

凡疮疹若出，辨视轻重。若一发便出尽者，必重也；疮夹疹者，半轻半重也。出稀者轻，里外微红者轻，外黑里赤者微重也，外白里黑者大重也，疮端里黑点如针孔者势剧也。青干紫陷，昏睡，汗出不止，烦躁热渴，腹胀，啼喘，大小便不通者困也。凡疮疹当乳母慎口，不可令饥及受风冷。必归肾而变黑，难治也。

有大热者，当利小便；有小热者，宜解毒。若黑紫干陷者，百祥丸下之；不黑者慎勿下。更看时月轻重：大抵疮疹属阳，出则为顺，故春夏病为顺，秋冬病为逆。冬月肾旺又盛寒，病多归肾变黑。又当辨春脓疱，夏黑陷，秋斑子，冬疹子，亦不顺也，虽重病犹十活四五。黑者无问何时，十难救一。其候或寒战噤牙，或身黄肿紫，宜急以百祥丸下之。复恶寒不已，身冷出汗，耳尻反热者，死病也。何以然？肾气大旺，脾虚不能制故也。下后身热气温，欲饮水者可治，以脾土胜肾，寒去而温热也。治之宜解毒，不可妄下，妄下则内虚多归于肾。若能食而痂头焦起，或未黑而喘实者，可下之。身热，烦渴，腹满而喘，大小便涩。面赤，闷乱，大吐，此当利小便；不瘥者，宣风散下之。若五七日痂不焦，是内发热，热气蒸于皮中，故疮不得焦痂也。宜宣风散导之，用生犀磨汁解之，使热不生，必著痂矣。

疮疹由内相胜也，惟斑疹能作搐。疹为脾所生，脾虚而肝旺乘之。木来胜土，热气相击，动于心神，心喜为热，神气不安，因搐成痫。斑子为心所生，心生热，热则生风，风属于肝，二脏相搏，风火相争，故发搐也。治之当泻心肝补其母，栝蒌汤主之。

疮黑而忽泻，便脓血并痂皮者顺，水谷不消者逆。何以然？且疮黑属肾，脾气本强，或旧服补脾药，脾气得实，肾虽用事，脾可制之。今疮人腹为脓血及连痂皮得出，是脾强肾退，即病出而安也。米谷及泻乳不化者，是脾虚不能制肾，故自泄也，此必难治。

11. 伤风

昏睡口中气热，呵欠顿闷，当发散，与大青膏解。不散，有下证，当下，大黄丸主之。大饮水不止而善食者，可微下。余不可下也。

伤风手足冷

脾脏怯也，当和脾后发散。和脾，益黄散；发散，大青膏主之。

伤风自利

脾脏虚怯也，当补脾，益黄散。发散，大青膏主之。未瘥，调中丸主之。有下证，大黄丸下之。下后服温惊丸。

伤风腹胀

脾脏虚也，当补脾，必不喘后发散，仍补脾也。去胀，塌气丸主之；发散，大青膏主之。

伤风兼脏

兼心则惊悸。兼肺则闷乱，喘息哽气，长出气，嗽。兼肾则畏明。各随补母，脏虚见故也。

伤风下后余热

以药下之太过，胃中虚热，饮水无力也。当生胃中津液，多服白术散。

12. 伤寒疮疹同异

伤寒男体重、面黄，女面赤、喘急、憎寒。各口中气热，呵欠顿闷，项急也。疮疹则腮赤燥，多喷嚏，悸动、昏倦，四肢冷也。伤寒，当发散之。治疮疹，行温平，有大热者解毒。余见前说。

13. 初生

初生三日内吐泻壮热

不思乳食，大便乳食不消或白色，是伤食，当下之，后和胃。下用白饼子，和胃用益黄散主之。

初生三日以上至十日吐泻身温凉

不思乳食，大便青白色，乳食不消，此上实下虚也。更有兼见证。肺，睡露睛喘气。心，惊悸饮水。脾，困倦饶睡。肝，呵欠顿闷。肾，不语畏明。当泻，见儿兼脏，补脾，益黄散主之。此二证，多病于秋夏也。

初生下吐

初生下，拭掠儿口中，秽恶不尽，咽入喉中故吐，木瓜丸主之。凡初生，急须拭掠口中令净，若啼声一发则咽下，多生诸病。

14. 伤风

伤风吐泻身温

乍凉乍热，睡多气粗，大便黄白色，呕吐，乳食不消，时咳嗽，更有五脏兼见证，当煎入脏君臣药，化大青膏，后服益黄散。如先曾下，或无下证，慎不可下也。此乃脾肺受寒，不能入食也。

伤风吐泻身热

多睡，能食乳，饮水不止，吐痰，大便黄水，此为胃虚热，渴吐泻也。当生胃中津液，以止其渴，止后用发散药。止渴多服白术散，发散大青膏主之。

伤风吐泻身凉

吐沫，泻青白色，闷乱不渴，哽气长出气，睡露睛，此伤风荏苒轻怯。因成吐泻，当补脾后发散。补脾，益黄散，发散，大青膏主之。此二证，多病于春冬也。

15. 风温潮热壮热相似

潮热者，时间发热，过时即退，来日依时发热，此欲发惊也。壮热者，一向热而不已，甚则发惊痫也。风热者，身热而口中气热，有风证。温壮者，但温而不热也。

16. 肾怯失音相似

病吐泻，及大病后，虽有声而不能言，又能咽药，此非失音，为肾怯，不能上接于阳故也。当补肾地黄丸主之。失音乃猝病耳。

17. 黄相似

身皮、目皆黄者，黄病也。身痛，膊背强，大小便涩，一身尽黄，面目指爪皆黄，小便如屋尘色，看物皆黄，渴者难治，此黄疸也。二证多病于大病后。别有一证，不因病后，身微黄者，胃热也。大人亦同。又有面黄，腹大，食土，渴者，脾疳也。又有自生而身黄者，胎疸也。古书云：诸疸皆热，色深黄者是也。若淡黄兼白者，胃怯，胃不和也。

18. 夏秋吐泻

五月十五日以后，吐泻，身壮热，此热也。小儿脏腑，十分中九分热也。或因伤热乳食，吐乳不消，泻深黄色，玉露散主之。

六月十五日以后，吐泻，身温似热，脏腑六分热四分冷也。吐呕，乳食不消，泻黄白色，似渴，或食乳或不食乳。食前少服益黄散，食后多服玉露散。

七月七日以后，吐泻，身温凉，三分热七分冷也。不能食乳，多似睡，闷乱哽气，长出气，睡露睛，唇白多哕，欲大便，不渴。食前多服益黄散，食后少服玉露散。

八月十五日以后，吐泻，身冷无阳也。不能食乳，干哕，泻青褐水。当补脾，益黄散主之，不可下也。

19. 吐乳

吐乳，泻黄，伤热乳也。吐乳，泻青，伤冷乳也。皆当下。

20. 虚羸

脾胃不和，不能食乳，致肌瘦。亦因大病，或吐泻后，脾胃尚弱，不能传化谷气也。有冷者，时时下利，唇口青白，有热者，温壮身热，肌肉微黄。此冷热虚羸也。冷者，木香丸主之。夏月不可服，如有证则少服之。热者，胡黄连丸主之，冬月不可服，如有证则少服之。

21. 咳嗽

夫嗽者，肺感微寒。八九月间，肺气大旺，病嗽者，其病必实，非久病也。其证面赤、痰盛、身热，法当以葶苈丸下之。若久者，不可下也，十一月、十二月嗽者，乃伤风嗽也，风从背脊第三椎肺俞穴入也，当以麻黄汤汗之。有热证，面赤、饮水、涎热、咽喉不利者，宜兼甘桔汤治之。若五七日间，其证身热、痰盛、唾黏者，以禙银丸下之。有肺盛者，咳而后喘，面肿，欲饮水，有不饮水者，其身即热，以泻白散泻之。若伤风咳嗽五七日，无热证而但嗽者，亦葶苈丸下之，后用化痰药。有肺虚者，咳而哽气，时时长出气，喉中有声，此久病也，以阿胶散补之。痰盛者，先实脾，后以禙银丸微下之，涎退即补肺，补肺如上法。有嗽而吐水，或青绿水者，以百祥丸下之。有嗽而吐痰涎、乳食者，以白饼子下之。有嗽而咯脓血者，乃肺热，食后服甘桔汤。久嗽者，肺亡津液，阿胶散补之。咳而痰实，不甚喘，而面赤，时饮水者，可禙银丸下之。治嗽大法：盛即下之，久即补之，更量虚实，以意增损。

22. 诸疳

疳在内，目肿腹胀，利色无常，或沫青白，渐瘦弱，此冷证也。

疳在外，鼻下赤烂，目燥，鼻头上有疮不著痂，渐绕耳生疮。治鼻疮烂，兰香散；诸疮，白粉散主之。

肝疳，白膜遮睛，当补肝，地黄丸主之。心疳，面黄颊赤，身壮热，当补心，安神丸主之。脾疳，体黄腹大，食泥土，当补脾，益黄散主之。

肾疳，极瘦，身有疮疥，当补肾，地黄丸主之。

筋疳，泻血而瘦，当补肝，地黄丸主之。

肺疳，气喘，口鼻生疮，当补脾肺，益黄散主之。

骨疳，喜卧冷地，当补肾，地黄丸主之。

诸疳，皆依本胜补其母，及与治疳药，冷则木香丸，热则胡黄连丸主之。

疳皆脾胃病，亡津液之所作也。因大病或吐泻后，以药吐下，致脾胃虚弱亡津液，且小儿病疳，皆愚医之所坏病。假如潮热，是一脏虚一脏实，而内发虚热也，法当补母而泻本脏，则愈。假令日中发潮热，是心虚热也，肝为心母，则宜先补肝，肝实而后泻心，心得母气则内平，而潮热愈也。医见潮热，妄谓其实，乃以大黄、牙硝辈诸冷药利之。利既多矣，不能禁约而津液内亡，即成疳也。又有病癖，其疾发作，寒热饮水，胁下有形硬痛。治癖之法，当渐消磨，医反以巴豆、硇砂辈下之。小儿易虚易实，下之既过，胃中津液耗损，渐令疳瘦。

又有病伤寒，五六日间有下证，以冷药下之太过，致脾胃津液少，即使引饮不止，而生热也。热气内耗，肌肉外消，他邪相干，证变诸端，因亦成疳。

又有吐泻久病，或医妄下之，其虚益甚，津液燥损，亦能成疳。

又有肥疳，即脾疳也，身瘦黄，皮干，而有疮疥。其候不一，种种异端，今略举纲纪：目涩或生白膜，唇赤，身黄干或黑，喜卧冷地，或食泥土，身有疮疥，泻青白黄沫，水利色变，易腹满，身耳鼻皆有疮，发鬓作穗，头大项细极瘦，饮水，皆其证也。

大抵疳病，当辨冷热肥瘦。其初病者，为肥热疳，久病者，为瘦冷疳。冷者木香丸，热者黄连丸主之。冷热之疳，尤宜如圣丸。故小儿之脏腑柔弱，不可痛击，大下必亡津液而成疳。凡有可下，量大小虚实而下之，则不至为痞也。初病津液少者，当生胃中津液，白术散主之。惟多则妙。余见下。

23. 胃气不和

面㿠无精光，口中气冷，不思食，吐水。当补脾，益黄散主之。

24. 胃冷虚

面㿠白色弱，腹痛不思食。当补脾，益黄散主之。若下利者，调中丸主之。

25. 积痛

口中气温，面黄白，目无精光，或白睛多，及多睡畏食，或大便酸臭者，当磨积，宜消积丸。甚者，当白饼子下之。后和胃。

26. 虫痛虚实腹痛附

面㿠白，心腹痛，口中沫及清水出，发痛有时，安虫散主之。小儿本怯者，多此病。

积痛、食痛、虚痛，大同小异。惟虫痛者，当口淡而沫自出，治之随其证。

27. 虫与痫相似

小儿本怯，故胃虚冷，则虫动而心痛，与痫略相似，但目不斜，手不搐也，安虫散主之。

28. 气不和

口频撮，当调气，益黄散主之。

29. 食不消

脾胃冷，故不能消化，当补脾，益黄散主之。

30. 腹中有癖

不食，但饮乳是也，当渐用白饼子下之。

小儿病癖，由乳食不消，伏在腹中，乍凉乍热，饮水或喘嗽，与潮热相类，不早治，必成疳。以其有癖，则令儿不食，致脾胃虚而热发，故引饮水过多，即荡涤肠胃，亡失津液，脾胃不能传化水谷，其脉沉细，益不食，脾胃虚衰，四肢不举，诸邪遂生，鲜不瘦而成疳矣。余见疳门。

31. 虚实腹胀肿附

腹胀由脾胃虚，气攻作也。实者闷乱喘满，可下之，用紫霜丸、白饼子。不喘者虚也，不可下。若误下，则脾气虚，上附肺而行，肺与脾子母皆虚。肺主目胞腮之类，脾主四肢，母气虚甚，即目胞腮肿也。色黄者，属脾也。治之用塌气丸渐消之。未愈渐加丸数，不可以丁香、木香、橘皮、豆蔻大温散药治之。何以然？脾虚气未出，腹胀而不喘，可以散药治之，使上下分消其气，则愈也。若虚气已出，附肺而行，即脾胃内弱。每生虚气，入于四肢面目矣。小儿易为虚实，脾虚不受寒温，服寒则生冷，服温则生热，当识此勿误也。胃久虚热，多生疸病，或引饮不止。

脾虚不能胜肾，随肺之气，上行于四肢，若水状；肾气浸浮于肺，即大喘也。此当服塌气丸。病愈后面未红者，虚衰未复故也。

治腹胀者，譬如行兵，战寇于林。寇未出林，以兵攻之，必可获。寇若出林，不可急攻，攻必有失，当以意渐收之，即顺也。

治虚腹胀，先服塌气丸。不愈，腹中有食积结粪，小便黄，时微喘，脉伏而实，时饮水，能食者，可下之。盖脾初虚而后结有积，所治宜先补脾，后下之，下后又补脾，即愈也。补肺恐生虚喘。

32. 喜汗

厚衣卧而额汗出也，止汗散主之。

33. 盗汗

睡而自汗出，肌肉虚也，止汗散主之。遍身汗，香瓜丸主之。

34. 夜啼

脾脏冷而痛也，当与温中药，及以法禳之，花火膏主之。

35. 惊啼

邪热乘心也，当安心，安神丸主之。

36. 弄舌

脾脏微热，令舌络微紧，时时舒舌。治之，勿用冷药，及下之，当少与泻黄散，渐服之。亦或饮水，医疑为热，必冷药下之者，非也。饮水者，脾胃虚，津液少也。又加面黄肌瘦，五心烦热，即为疳瘦，宜胡黄连丸辈。大病未已，弄舌者，凶。

37. 丹瘤

热毒气客于腠理，搏于血气，发于外皮，上赤如丹，当以白玉散涂之。

38. 解颅

年大而囟不合，肾气不成也。长必少笑，更有目白睛多，晄白色瘦者，多愁少喜也。余见肾虚。

39. 太阳虚汗

上至头，下至项，不过胸也，不须治之。

40. 胃怯汗

上至项，下至脐，此胃虚，当补胃，益黄散主之。

41. 胃啼

小儿筋骨血脉未成，多哭者，至小所有也。

42. 胎肥

生下肌肉厚，遍身血色红。满月以后，渐渐肌瘦，目白睛粉红色，五心热，大便难，时时生涎，浴体法主之。

43. 胎怯

生下面色无精光，肌肉薄。大便白水，身无血色，时时哽气多哕，目无精彩，当浴体法主之。

44 胎热

生下有血气，时叫哭，身壮热如淡茶色，目赤，小便赤黄，粪稠，急食乳，浴体法主之。更别父母肥瘦，肥不可生瘦，瘦不可生肥也。

45. 急欲乳不能食

因客风热入儿脐，流入心脾经，即舌厚唇燥，口不能乘乳，当凉心脾。

46. 龟背龟胸

肺热胀满，攻于胸膈，即成龟胸。又乳母多食五辛亦成。儿生下客风入脊，逐于骨髓，即成龟背。治之以龟尿点节骨。取尿之法，当莲叶安龟在上，后用镜照之，自尿出，以物盛之。

47. 肿病

肾热传于膀胱，膀胱热盛，逆于脾胃，脾胃虚而不能制肾。水反克土，脾随水行，脾主四肢，故流走而身面皆肿也。若大喘者重也。何以然？肾大盛而克退脾土。上胜心火，心又胜肺，肺为心克，故喘。或问曰：心刑肺，肺本见虚，今何喘实？曰：此有二，一者肺大喘，此五脏逆；二者肾水气上行，旁浸于肺，故令大喘。此皆难治。

48. 五脏相胜轻重

肝脏病见秋，木旺肝强胜肺也，宜补肺泻肝。轻者肝病退，重者唇白而死。

肺病见春，金旺肺胜肝，当泻肺。轻者肺病退，重者目淡青，必发惊。更有赤者，当搐，为肝怯，当目淡青色也。

心病见冬，火旺心强胜肾，当补肾治心。轻者病退，重者下窜不语，肾虚怯也。

肾病见夏，水胜火，肾胜心也，当治肾。轻者病退，重者悸动当搐也。

脾病见四旁，皆仿此治之。顺者易治，逆者难治。脾怯当面目赤黄，五脏相反，随证治之。

49. 杂病证

目赤兼青者，欲发搐。目直而青，身反折强直者，生惊。咬牙甚者，发惊。

口中吐沫水者，后必虫痛。昏睡善嚏悸者，将发疮疹。吐泻昏睡露睛者，胃虚热。吐泻昏睡不露睛者，胃实热。吐泻乳不化，伤食也，下之。吐沫及痰或白、绿水，皆胃虚冷。吐稠涎及血，皆肺热，久则虚。泻黄、红、赤、黑皆热，赤亦毒。泻青白，谷不化，胃冷。身热不饮水者，热在外；身热饮水者，热在内。口噤不止则失音，迟声亦同。长大不行，行则脚细。齿久不生，生则不固。发久不生，生则不黑。血虚怯为冷所乘，则唇青。尿深黄色，久则尿血。小便不通，久则胀满，当利小便。洗浴拭脐不干，风入作疮，令儿撮口，甚者是脾虚。吐涎痰热者，下之；吐涎痰冷者，温之。先发脓疱，后发斑子者，逆。先发脓疱，后发疹子者，顺。先发水疱，后发疹子者，逆。先发脓疱，后发水疱多者，顺；少者，逆。先水疱，后斑子多者，逆。少者，顺。先疹子，后斑子者，顺。凡疮疹只出一般者，善。胎实面红，目黑睛多者，多喜笑。胎怯面黄，目黑睛少，白睛多者，多哭。凡病先虚，或下之，合下者先实其母，然后下之。假令肺虚而痰实，此可下。先当益脾，后方泻肺也。大喜后食乳食，多成惊痫。大哭后食乳食，多成吐泻。心痛吐水者，虫痛。心痛不吐水者，冷心痛。吐水不心痛者，胃冷。病重，面有五色不常，不泽者，死。呵欠面赤者，风热。呵欠面青者，惊风。呵欠面黄者，脾虚惊。呵欠多睡者，内热。呵欠气热者，伤风。热证疏利或解化后，无虚证，勿温补，热必随生。

50. 不治证

目赤脉贯瞳仁。囟肿及陷。鼻干黑。鱼口气急。吐虫不定。泻不定，精神好。大渴不止，止之又渴。吹鼻不喷。病重口干不睡。时气，唇上青黑点。颊深赤如涂胭脂。鼻开张。喘急不定。

（二）《医宗金鉴·幼科杂病心法要诀》

【导读】

《医宗金鉴·幼科杂病心法要诀》是由清代乾隆时期朝廷钦定御制的一部儿科医学专著，它整理并总结了我国清代中期以前中医儿科学的学术内容。全书共 6 卷，首列四诊总括，次叙小儿各种疾病，共计 28 门，详述疾病的辨证治法与方药。采用五体裁歌诀形式，言简意赅、说理清楚、便于记诵。该部专著论述精确，内容丰富，指导学习中医儿科学的理论及临床实践，为中医儿科医者临床必读之书。

【原文】

1. 四诊总括

属性：

> 儿科自古最为难，毫厘之差千里愆，
> 气血未充难据脉，神识未发不知言，
> 惟凭面色识因病，再向三关诊热寒。
> 听声审病兼切脉，表里虚实随证参。

2. 察色

属性：

> 欲识小儿百病源，先从面部色详观，
> 五部五色应五脏，诚中形外理昭然。

额心颏肾鼻脾位，右腮属肺左属肝，
青肝赤心黄脾色，白为肺色黑肾颜。
青主惊风赤火热，黄伤脾食白虚寒，
黑色主痛多恶候，明显浊晦轻重参。
部色相生为病顺，部色相克病多难，
相生实者邪助病，相克虚者正难堪。
天庭青暗惊风至，红主内热黑难痊，
太阳青惊入耳恶，印堂青色惊泻缠。
风气青惊紫吐逆，两眉青吉红热烦，
鼻赤脾热黑则死，唇赤脾热白脾寒。
左腮赤色肝经热，右腮发赤肺热痰，
承浆青惊黄呕吐，黑主抽搐病缠绵。
此是察色之大要，还将脉证一同参。

3. 听声

属性：

诊儿之法听五声，聆音察理始能明，
五声相应五脏病，五声不和五脏情。
心病声急多言笑，肺病声悲音不清，
肝病声呼多狂叫，脾病声歌音颤轻，
肾病声呻长且细，五音昭著证分明。
啼而不哭知腹痛，哭而不啼将作惊。
嗞煎不安心烦热，嗄声声重感寒风。
有余声雄多壮厉，不足声短怯而轻，
多言体热阳腑证，懒语身冷阴脏形，
狂言焦躁邪热盛，谵语神昏病热凶，

鸭声在喉音不出，直声无泪命将倾，
虚实寒热从声别，闻而知之无遁情。

4. 审病

属性：

审儿之病贵详参，要在安烦苦欲间，
能食不食渴不渴，二便调和通秘勘。
发热无汗为表病，内热便硬作里看，
安烦昼夜阴阳证，若欲冷暖定热寒。
能食不食胃壮弱，渴与不渴胃湿干，
便稠黏秽为滞热，尿清不赤乃寒占。
耳尻肢凉知痘疹，指梢发冷主惊痫，
肚腹热闷乃内热，四肢厥冷是中寒。
眉皱曲啼腹作痛，风热来临耳热缠，
腹痛须按软与硬，喜按不喜虚实参。
欲保赤子诚心辨，对证施方治不难。

5. 切脉

属性：

小儿周岁当切脉，位小一指定三关，
浮脉轻取皮肤得，沉脉重取筋骨间。
一息六至平和脉，过则为数减迟传，
滑脉如珠多流利，涩脉滞涩往来艰。
三部无力为虚脉，三部有力作实言，
中取无力为芤脉，微脉微细有无间。

洪脉来盛去无力，数缓时止促结占，
紧脉左右如转索，弦则端直张弓弦。
浮为在表外感病，沉为在里内伤端，
数为在腑属阳热，迟为在脏乃阴寒。
滑痰洪火微怯弱，弦饮结聚促惊痫，
芤主失血涩血少，沉紧腹痛浮感寒。
虚主诸虚不足病，实主诸实有余看，
痘疹欲发脉洪紧，大小不匀中恶勘。
一息三至虚寒极，九至十至热极炎，
一二十一十二死，浮散无根沉伏难。
表里阴阳虚实诊，惟在儿科随证参。

6. 虎口三关部位脉纹形色

属性：

初生小儿诊虎口，男从左手女右看，
次指三节风气命，脉纹形色隐隐安。
形见色变知有病，紫属内热红伤寒，
黄主脾病黑中恶，青主惊风白是疳。
风关病轻气关重，命关若见病多难，
大小曲紫伤滞热，曲青人惊走兽占。
赤色水火飞禽扑，黄色雷惊黑阴痫，
长珠伤食流珠热，去蛇吐泻来蛇疳。
弓里感冒外痰热，左斜伤风右斜寒，
针形枪形主痰热，射指射甲命难全。
纹见乙字为抽搐，二曲如钩伤冷传，
三曲如虫伤硬物，水纹咳嗽吐泻环。

积滞曲虫惊鱼骨，形似乱虫有蛔缠，
脉纹形色相参合，医者留神仔细观。

7. 总括（《医宗金鉴心法要诀·幼科杂病心法要诀》）

胎黄

儿生遍体色如金，湿热熏蒸胎受深。
法当渗湿兼清热，地黄犀角二方神。

脐风

断脐不慎起脐风，感受风寒湿水成，
将作驱风散最效，已成兼证要分证，
腹胀便秘黑白散，面白肢寒用理中，
痰涎壅盛僵蚕散，壮热面赤龙胆清。
呕吐多啼益脾治，唇青撮口撮风平，
脐青口噤为不治，一腊逢之命必倾。

脐突

婴儿蕴热在腹中，伸引频频卧不宁，
努胀其气冲脐本，虚大光浮脐突成。
速服犀角消毒饮，二豆能消肿赤攻，
最忌寒凉敷脐上，冰凝青热反成凶。

后 记

蹉跎莫遣韶光老，人生唯有读书好！转眼间，我在云南中医药大学 38 年了，回想这么多年来，做得最多的是读书和教书，最喜欢的也是这两件事。作为老师，最平常的是，天天听到读书声，时时见到读书人；作为大学老师，最珍视的是，永远和年轻人打交道，教书人永远显年轻；作为中医药大学老师，最幸运的是，可以穿越到上古，聆听岐黄的对话，可以联通到东汉，感受仲景的悲怆，可以漫游到明朝，体验时珍的艰辛，可以移步到宋代，静观钱乙治小儿。

铁打的学校，流水的学生，送走一茬又迎来一届，数不清教的学生有多少，让我印象深刻的就是那些最爱读书、最善思考、最有创意的学生，包括本书的编委王纳。王纳是我在上海中医药大学招收的第一个博士研究生，2019 年 1 月她从上海来到我身边，从此，成了徜徉书山的小蜜蜂、学弟学妹的引路人。她发起"知了"晨读，鸣响中医好声音；组建"金樱子"团队，宣讲中医好故事。《医海拾贝》就是在她的倡议下，邀请志同道合的编委，动员研究生及学校一八级、一九级中医儿科班的沈婕、吴忻晨、王慧平、张馨元、刘颖、熊丕莉、杨紫娅、徐秋烨、杨瑞琪、刀玥如、刘诗宇、徐远阳、邓艾、李娜、耗嵩兰、包崇盛、李世昌、余羽轩、邵倩梅、杨艳晓、宋志成、王英、王碧娇、阿力、杨宇、陆藤 等小伙伴们，众人一心，采撷经典之精华，汇聚读书之所思，编撰而成。在此要特别鸣谢在我心里、在书后面的你们！希望你们从此与书为伍，成为真正的读书人！

读书，是门槛最低的高贵之举！"旧书不厌百回读，熟读深思子自知。"开卷有益，手不释卷，更有益！

熊磊

2020 年 3 月 8 日